全国名中医

张奇文

临证经验荟萃

主审　张奇文

主编　王默然　张玉苹

全国百佳图书出版单位

中国中医药出版社

·北京·

图书在版编目（CIP）数据

全国名中医张奇文临证经验荟萃 / 王默然，张玉苹

主编 . -- 北京 ： 中国中医药出版社，2025.4.

ISBN 978-7-5132-9344-0

Ⅰ. R249.7

中国国家版本馆 CIP 数据核字第 2025D8G789 号

中国中医药出版社出版

北京经济技术开发区科创十三街 31 号院二区 8 号楼

邮政编码　100176

传真　010-64405721

廊坊市佳艺印务有限公司印刷

各地新华书店经销

开本　710×1000　1/16　印张 12.25　插页 0.5　字数 222 千字

2025 年 4 月第 1 版　2025 年 4 月第 1 次印刷

书号　ISBN 978 – 7 – 5132 – 9344 – 0

定价　56.00 元

网址　www.cptcm.com

服 务 热 线　010-64405510

购 书 热 线　010-89535836

维 权 打 假　010-64405753

微信服务号　**zgzyycbs**

微商城网址　**https://kdt.im/LIdUGr**

官 方 微 博　**http://e.weibo.com/cptcm**

天猫旗舰店网址　**https://zgzyycbs.tmall.com**

如有印装质量问题请与本社出版部联系（010-64405510）

《全国名中医张奇文临证经验荟萃》编委会

张奇文（1935—），男，汉族，山东寿光人，毕业于昌潍医校（山东第二医科大学前身），主任医师，第二届全国名中医，山东省十大名老中医，全国劳动模范，全国名老中医药专家传承工作室和山东省名老中医药专家传承工作室建设项目专家，齐鲁医派中医学术流派潍坊市张氏流派传承工作室代表性传承人，第二届全国名中医张奇文传承工作室专家，北京中医药大学首批临床特聘专家，山东中医药大学特聘教授。

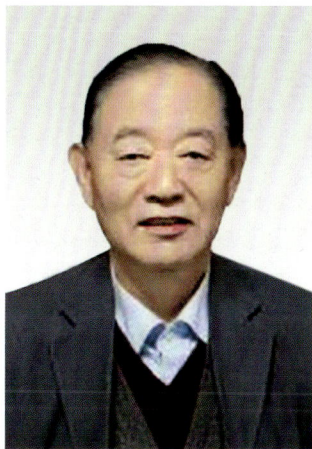

历任潍坊市中医院院长、山东中医学院（现山东中医药大学）中医系主任、山东省中医药研究所所长兼省中医院副院长、潍坊市卫生局副局长兼潍坊市中医院院长、潍坊市卫生局党委书记兼局长、山东中医学院党委书记、山东省卫生厅副厅长（正厅级）、潍坊市政协党组副书记、潍坊市政协副主席，兼任山东省红十字会副会长（主持工作）；1998年5月中共山东省委组织部公布退休至今。

张奇文曾任山东省政协第四、五、六届委员会委员，文教卫生委员会副主任；中华中医药学会理事、常务理事、顾问、终身理事；先后兼任中华中医药学会儿科分会副主任委员、主任委员、会长、特聘会长、名誉会长；兼任山东省医学会会长，山东省中西医结合学会会长、名誉会长；澳洲全国中医药针灸学会联合会学术顾问、名誉会长；澳洲中医学院客座教授；新加坡中医学院名誉教授。现任中国老年保健协会理事,中华中医药学会儿科分会、世界中医药学会联合会中医儿科分会、中国中医药研究促进会综合儿科分会、中国民族医药学会儿科分会名誉会长。

张奇文行医 67 年,深耕临床,重视医药结合,在内科、妇科、儿科均有独到的见解,先后提出暑多兼湿、妇科疾病治疗首重调补冲任、小儿疾病诊断重视望诊、儿科疾病治疗重视内外合治、肺胃肠相关论与肺胃肠相关病、儿科剂型改革遵循辨证论治、儿科疾病从咽论治、推崇儿科外治等观点。张奇文践行传承精华、守正创新的精神,主编《名老中医之路》《名老中医之路续编》系列图书,首创全国第一个中医专业少年班,推动澳大利亚中医立法,即"一老一少一世界"。张奇文主编著作 35 部,参编著作 6 部,发表论文 106 篇,获得国家级和省级奖项19 项,为中医药事业发展作出了巨大贡献。

　　我自幼就在家学熏陶下,立志继承家业,成为一名优秀的医生。业医后,我有幸师从山东潍坊曹同文、郗秋浦、蒯仰山等名医跟诊学习,我的努力也得到了中医前辈的认可,于 1960 年荣获"全国劳动模范"称号。我早年参与了中华中医药学会儿科分会的创建,担任主任委员 18 年,其间多次举办全国中医儿科学术会议,大力推动中医儿科发展。我的临床诊疗范围涵盖儿科、妇科,以及内科、皮肤科、老年病、男科等多个领域。60 多年的中医临床实践,使我积累了一定的经验,并形成了一些创新性的学术见解。

　　在中医教育领域,我在全国范围内首创了中医专业少年班模式,当时的学员如今都已成为中医事业发展的中流砥柱。我主编了《名老中医之路》《名老中医之路续编》《明中医之路》等著作,在全国范围邀请名老中医们一同参编,他们的经验太宝贵,一定要好好总结传承,这些著作记载了中国名老中医和新一代青年中医的学术经验和成长成才之路。此外,我极力促进澳大利亚中医立法,希望中医能走向世界。我将"一老一少一世界"视为一生中最重要的三件事。

　　为了传承和发扬我的学术思想和临床经验,我在北京中医药大学和潍坊市中医院分别设立了名医工作室,对于一些宝贵的学术经验和临床真知,希望能整理出版成相关著作。我的弟子,北京中医药大学张玉苹、潍坊市中医院王默然及其团队同仁整理了我的医案医话医论,并结集成书,邀请我作序,我深感欣慰!中医后继有人。在翻阅这些内容时,我再次深切地感受到了老一代中医人对中医事业的热爱和执着,我也希望这些经验能对中医后学有一定的帮助,能带领弟子们为中医事业的发展贡献绵薄之力。我相信,此书的出版将对中医事业产生一定积极的影响,能让更多的人关注中医,热爱中医,并希望中医能为更多人带来健康。

在此,我要向参与编写此著作的所有作者表达感谢,向编辑和出版团队表示感谢和敬意。我衷心希望中医造福人类健康,中医事业后继有人,新一代中医后学能乘风破浪,为中医事业的发展贡献出自己的一份力量。

张奇文

2024 年 12 月 20 日于济南

张奇文是第二届全国名中医。他创办了全国第一个中医专业少年班，推动了澳大利亚中医立法，主编了《名老中医之路》《名老中医之路续编》《实用中医儿科学》《明中医之路》等著作 30 余部。张奇文曾任中华中医药学会儿科分会主任委员，是当代著名中医儿科专家。从医 60 多年来，他勤求古训，博采众长，在临床上取得了显著成绩，为中医儿科事业的发展作出了巨大贡献。张奇文被誉为"厅级郎中"，他的学术观点和临床经验是中医界的宝贵财富。为了更好地服务群众和启迪后学，特地编写了此书。

本书从医学生涯、医论医话、医案选录、验方选录、诊余漫话五部分进行阐述。通过挖掘张奇文的临床治疗验案，总结他的临床经验，梳理他成为名中医之路，既总结了他的学术成果，又为当代中医人才的成长提供了借鉴。本书真实反映了张奇文的临证经验，书中就诊时间以患者真实就诊日期为准。

我们有幸拜师于张奇文门下，跟随师父深造，虚心学习，勤奋读书，深入研究医理。由于我们才疏学浅，时间仓促，限于水平，此书敬请学者同道提出宝贵意见，以便再版时修订提高。

本书编写得到了潍坊市中医药主管部门及潍坊市中医院的大力支持，同时承蒙张奇文作序，全国名中医张奇文传承工作室成员朱士高、刘茜茜、刘俊俊、朱德友、张晓斐等协助整理，在此一并致以衷心的感谢。

王默然　张玉苹
2025 年 2 月 2 日于潍坊

目 录

第一章　医学生涯

一、学医之初

张奇文祖父张世富早年业医于金陵汉西门外四古井附近,在张奇文刚满周岁时因患"吐血症"返回故里,月余病逝,临终前将张奇文托给其四弟张世恩。张奇文四祖父之学医乃受业于其兄。在张奇文孩提之年,四祖父便耳提面命常与张奇文谈到其兄临终前之遗嘱,对张奇文倍加关爱。四祖父常讲其兄长习医之经过及其刻苦求教之事例,张奇文心领神会,立志要继承祖业。

张奇文幼承庭训,受业于四祖父张世恩,先熟诵《药性赋》《汤头歌诀》《濒湖脉学》等中医启蒙著作,学习四书五经,其后上溯《黄帝内经》《难经》《伤寒论》《金匮要略》,下及汉唐之诸家医籍。诸葛亮在《诫子书》中有"非学无以广才,非志无以成学"之论,且晋代葛洪在《抱朴子》中有"学之广在于不倦,不倦在于固志"之语,故张奇文刻苦学习,学业日进。

习医之初,张奇文四祖父以范文正公"不为良相,即为良医"之言及"大丈夫不能为宰辅以善天下,即当为国医以济世人"之古训,朝夕诱掖。四祖父张世恩要求张奇文日课必先讲孙真人大医习业之一,大医精诚之二,治病略例之三,并再三叮嘱他背诵要朗朗上口,会意须熟烂胸中。四祖父张世恩教学严厉,经常抽查张奇文医书背诵情况,如果没有通过考核则打手心,如果通过考核则奖励肉桂。

张奇文10岁时因时局动荡辍学,遂于1946—1949年在四祖父张世恩与肖学文、张国祯在本村合办的"同德堂"药店当学徒,学习辨药、制药、配药。中华人民共和国成立后,张奇文中学毕业时,因山东乃至全国尚无中医药院校可以考取,其于1954年考入了昌潍医校(山东第二医科大学前身)。在学习西医之余,张奇文还组织了课外中医研究组。1955年"五四"青年节,全校举办学生演讲大赛,张奇文以"继承和发扬中医学遗产"为题参赛,并获第一名。1957年,张奇文以优等毕业生身份留校任教,时值国家实施"西医学习中医"政策,遂于1958年调入昌潍地区人民医院(现潍坊市人民医院)中医科工作,先后拜晚清秀才郄秋浦、曹同文、张子美、张江源、董子元5名在潍坊市人民医院工作的名老中医为师,朝夕相处跟师学习。后拜擅用三部俱通之法治疗妇科病的娄星五、临朐县辛寨镇擅长治疗风湿病的吴启圣、青岛市胶县(今青岛胶州市)刘敬斋3名民间名老中医跟师学习。张奇文因业绩突出,成绩优良,1960年6月被评为"全国劳动模范",出席全国文教卫生"群英会"。后又被批准为蒯仰山高徒,调至潍坊市中医院继承儿科世医蒯仰山先生三代儿科学术经验,历时5年。"四清"运动后,张奇文留在潍坊市中医院工作。

二、行医之路

张奇文先后担任潍坊市中医院院长、潍坊市卫生局党委书记兼局长、山东省中医药研究所所长、山东中医学院(现山东中医药大学)党委书记、山东省卫生厅副厅长(正厅级)等职务。不管职务如何改变,张奇文要做一名受群众信赖的医生这一初衷始终不变,坚持临床、读书、问病的天职不变。同时,张奇文本着"转益多师是吾师"的理念,遍访国内外名医,博采众家之所长,医术日益精湛,成为一代名医。

张奇文从山东省卫生厅副厅长的位置退下后,以"咬定青山不放松"的执着精神,在潍坊先后办起了"本草阁""百寿堂",建立了全国名老中医药专家张奇文传承工作室、齐鲁医派中医学术流派潍坊张氏流派传承工作室、第二届全国名中医张奇文传承工作室,用"师带徒"的方法培养中医药后继人才,沉潜社区,服务百姓,造福一方。张奇文临证以十全计上律己,不以九折称良,深受半岛百姓的爱戴,被誉为"厅级郎中"。比踪古哲,忆述今贤,正如晋代杨泉在《物理论》中所云:"夫医者,非仁爱之士,不可托也;非聪明理达,不可任也;非廉洁淳良,不可信也。"原山东省委苏毅然书记曾问张奇文:"奇文同志,您退休后,有什么感想和转变?""鬓发厉志,白首不衰",张奇文感慨地向关爱自己的老领导汇报说,"有两大改变和感想,一是从坐'奥迪'到'打的';二是从吃'大酒店'到吃'路边小店',与人民群众的距离越来越近了,就是想为继承和发扬中医药事业做点实事!"

张奇文自撰几副对联,在诊室中悬壁以自律:

"早春园春来早年年都是春长在;福寿街百寿堂天天皆为长寿忙。"

"医易相通义理燮阴阳救急扶伤为己任;药针结合精华含日月活人济世体天心。"

"医术亦天工应世以仁慈为本;药材原地宝救人惟危急当先。"

"大人物,小人物,性命不分大小;有钱的,无钱的,治病不以钱量。"

三、一老一少一世界

张奇文一生中有三件事最欣慰,即"一老一少一世界":"一老",主编了《名老中医之路》和《名老中医之路续编》等著作；"一少"，创办了全国第一个中医专业少年班；"一世界"，帮助推动澳大利亚中医立法成功。

1. 翰墨耕耘成才史，探索名医传承路

1980 年《山东中医学院学报》创办了"名老中医之路"专栏，邀请全国著名中医学者撰文，回忆其治学道路与经验。1981—1985 年，时任山东中医学院中医系主任和山东省中医药研究所所长的张奇文，与周凤梧教授、丛林编审共同主编了《名老中医之路》。全书共三辑，载近现代名老中医 97 位，第一、二辑为当代名老中医的回忆文章，第三辑为门人回忆中华人民共和国成立前后故去的名老中医文章。著名中医学家吕炳奎、岳美中、任应秋、金寿山分别作序。该书发行后，既实现了"启迪中医后学，诱掖名医成长"的初衷，还在社会上产生了极大影响，特别是对宣传中医、抢救中医、继承和发扬名老中医的学术经验以及培育新一代名中医功不可没。当张奇文也步入老年的时候，体会最深的是学医除了靠自己的辛勤努力，还必须经过名医的传道、授业、解惑。国医大师邓铁涛认为《名老中医之路》是 20 世纪当代名医的成才史，是世界独有的中医教育史，值得中医教育家和高等教育行政部门深入研究。

2006 年 6 月，张奇文应邀出席在江苏南通举办的"首届著名中医药学家学术传承高层论坛"。在会议间隙，他拜访了邓铁涛、朱良春、路志正等 10 多位老前辈，也结识了一些新的中医临床专家和后起之秀。当张奇文看到著名中医药学家已是寥若晨星，更加觉得自己有责任、有义务把历代名老中医的成才之路和治学经验加以总结，并一代代传下去，为现代中医教育提供借鉴。于是张奇文邀请柳少逸、郑其国、郑书翰等从事编撰工作，出版了 6 辑《名老中医之路续编》。国医大师朱良春认为，此书对振兴中医、培育人才大有裨益。国医大师路志正评价说："老骥伏枥雄心壮，余热济世丹心红。"

2. 少年班开育新苗，烛影摇红创新篇

1985 年，时任山东中医学院党委书记的张奇文，创办了全国第一个中医专业少年班。他举办中医专业少年班的初衷是根据自己习医的体会及名老中医的成才经验，认为培养中医人才要从娃娃抓起。设想一提出，在书记院长联席会上形成决议后，山东中医学院多次召开不同层级会议，对少年班的培养目标、教学计划、课程设置、教学方法、带教形式、教材编写、招生方法进行了反复论证。为慎重起见，山东中医学院还征集了国内部分著名中医专家、教授的意见。

山东中医学院少年班的第一届学生是从 14~16 岁的应届初中毕业生中招

收的,学制8年,包括3年预科和5年本科。预科主要学习课程有高中数理化,加文史哲和中医启蒙著作,如《汤头歌诀》《药性赋》《濒湖脉诀》等,强调要学好古汉语和一门外国语。本科主要学习中医四大经典著作,兼学一些必要的现代医学知识,后期进行专业定向带教和培养。

1985年,张奇文在《山东中医学院学报》第三期上发表了"术业有专攻"的署名文章。他介绍了少年班的创办经过,论述了专和攻的特点,阐明了专业思想、专业培养和形成中医思维的观点与方法,强调了"知行合一、重在实践"的必要性和重要性。

3年时间,山东中医学院少年班计划招收学生150人,实际招收了147人。《中医专业少年班培养途径及课程体系优化的研究》课题组通过调查研究分析,得出的结论是,创办少年班弥补了普通本科教育的某些缺陷,培养了一批中医人才,为中医教育改革进行了理论和实践探索。

3. 六赴澳大利亚促立法,传播国粹力建功

2000年5月9日,澳大利亚维多利亚州通过了中医立法,这是海外第一个通过中医立法的国家。张奇文为此作出了巨大贡献。

1989年,澳大利亚政府推出一个新法案,中医面临被取缔的危险。在这危急时刻,澳洲全国中医药针灸学会联合会会长林子强先后6次邀请张奇文来澳大利亚讲学访问,帮助出谋划策。

张奇文先后考察了墨尔本、悉尼、布里斯班、堪培拉等主要城市,对澳大利亚中医立法促进中医药发展,以及如何加快中医走向世界等有独特见解。张奇文认为,要实现中医立法,必须从正规中医高等教育入手,培养一批在澳大利亚扎根的"洋中医",以促进中医立法的实现。

为争取各阶层人士对中医的帮助与支持,张奇文在讲学之余,先后拜见了联邦政府卫生部部长、维多利亚州州长、联邦药管局局长、维多利亚州卫生部部长等政府官员;多次到墨尔本皇家理工大学拜访,说服大学董事会和校长;三下大金山,考察中医在澳大利亚的现状与发展趋势;举行多场学术报告会,传播中医药知识,弘扬中医药文化;为当地居民悉心诊病把脉,以中医药的神奇疗效赢得了患者的信赖。

立法之后,中医有了法律地位,已有多家保险公司承保中医治疗保险,诊费和针灸费都可按比例由保险公司偿付,大大方便了就诊患者前来看中医;皇家理工大学和维多利亚大学先后设立了中医药学系,成为西方最早将中医药纳入正规教育的大学;为了加强对中医药事业的管理,维多利亚州政府专门成立了中医监管局。

　　林子强坦言,回顾中医立法这段漫长历史,酸甜苦辣五味俱全。尤其令他难以忘怀的是,时任山东省卫生厅副厅长的张奇文功不可没。

第二章　医论医话

试论小儿发热的辨证施治

发热为儿科临床常见的症状之一。由于小儿智力未开,不能自诉其病之痛苦,因而给儿科临床工作带来了诊治上的困难。古有"宁治十男子,莫治一妇人;宁治十妇人,莫治一小儿"之说,诚指小儿疾病诊断之困难。发热仅是一个临床症状,很多疾病都可出现,如何正确地辨别小儿发热的病因病机,恰当地进行处理,是儿科临床工作者研究的重要课题。对小儿发热病因病机的认识及辨证施治的点滴体会,张奇文结合临床病例,加以总结,分述如下。

一、对小儿发热病因病机的认识

小儿气血未盛,经脉未充,神气怯弱,脏腑娇嫩,骨小肉脆,抗病力弱,不耐外邪侵袭,加上智力未开,缺乏生活起居自理能力,往往寒凉不知御,炎热不知避,且每多杂食乱投,饥饱无度,因此外邪内伤,往往相互为患,而成各类疾病。小儿生理特点根据临床观察有如下几点。

1. 稚阴稚阳,以阳为用

小儿生机旺盛,阳气相对偏盛,外感内伤,每易从阳化热,故古人有"阳常有余,阴常不足"之说,虽不能概其全面,但可作为小儿生理上的特点之一。叶天士谓"襁褓小儿……所患热病最多",确是有识之见。

2. 肺脏娇嫩,风寒易袭

小儿气血未充,腠理不固,肺脏尤为娇嫩。肺主皮毛,与大肠相为表里,外邪从肌表袭入,每易陷肺而成咳嗽痰喘之患。肺为娇脏,职司清肃,风寒外束,停食内阳,致使宣降失司,每易化热。外感夹食,太阴阳明相互为患所致之肺胃热蒸,为儿科临床之常见,特别在初春晚秋,季节交替之时,因此而发者最为多见。

3. 脾常不足,饮食易伤

小儿脾胃机能,较之成人薄弱。受纳、传输、吸收、消化功能均不及成人,加之父母溺爱,每多以杂食乱投,饥饱无度,故脾胃病者,实为儿科最多之疾患。盖脾胃病者,初为饮食停滞,吐泻交作,继而肚大青筋,食多便多,肠胃停食,滞久化热,稍有外感之引动,即成内外相因的高热,此证内因重于外因,治本重于治标,苦寒清热即能退热于一时,但往往不能巩固。若以消导助运,兼清肠胃实火,不治热而热自退矣。由此可见,小儿发热并非成人可比,其因不独外感之一端耳。

4. 肝常有余,易生惊变

小儿血气未盛,精神脆弱,外界不测之刺激,在成人不足以激惹之事物,而在小儿则易受其干扰,诸如异物、异声、雷电、畜叫、跌炕、坠席等刺激,皆可致小儿心神紊乱,肝阳偏亢。蕴蓄日久,每多化热,而成缠绵发热,时起时伏,治疗十分棘手。

5. 小儿疾病,易虚易实

小儿之体,稚阴稚阳,一旦患病,易虚易实。发热初起,证虽属实,但可能在短时间内,迅速内陷,而致变端丛生,或津枯液竭,或窍闭神惊,或肝风内动,惊厥抽风。也可能短时间内,阳气迅速衰竭,而致暴脱骤变。因此,小儿发热之疾患,必须时刻留心,仔细辨证,方不致偾事。

从以上生理病理特点可以看出,致小儿发热的原因甚多,且有些原因所致之发热,在成人似乎少见,如食滞热、惊热之类,故欲辨小儿发热的类型,必先掌握小儿生理病理特点,然后才能得以全面考虑,否则临床无所适从。

二、分型施治

古人论述,小儿发热之病,内容丰富。查古代儿科医籍,据不完全统计,不同的发热病名即有 21 种之多。分类方法亦不一致,按脏腑分类,如心热、脾热、肝热等;按病因分类,如伤风发热、伤寒发热、伤暑发热、伤食发热、惊热等;按症状分类,如潮热、烦热、骨蒸热等。至于其治疗方法,则更丰富,汗吐和温清补消均可退热,内服外敷,按摩推拿,随证而施,都有显效。如果能接受古人经验,灵活运用,不断提高,治疗则能左右逢源,得心应手,今将临床常见的中药疗效较佳者,按外感发热、食滞发热、因惊发热、肺有伏火发热四个类型,分别叙述。

(一) 外感发热

临床常见因外感而致发热,有外感风寒、外感风热、暑月感寒、出疹发热、风寒束肺、外邪入里六个证型。

1. 外感风寒

风寒之邪,束于肌表,卫外之阳闭而不行,肺中之气郁而不宣。故患儿壮热无汗,喜入母怀,咳嗽声重,鼻流清涕,面赤拘急,舌淡苔薄,指纹浮紫,脉浮紧。治当解表散寒,辛温宣肺。

荆芥 6g,防风 4.5g,前胡 6g,杏仁 6g,瓜蒌皮 6g,栀子 4.5g,豆豉 4.5g,

全国名中医

张奇文

临证经验荟萃

生甘草 3g。以上为周岁量，下同。

夹食滞者，加神曲、麦芽；呼吸迫促，扪之无汗者，加麻黄；高热烦躁者，冲服至宝丹。

2. 外感风热

小儿阳常有余之体，体多蕴热，饮食不节，食滞内停，亦多化热。此时复为风热病毒所袭，外感之邪，引动内蕴之火，风火相激，熏灼蒸腾，逐现高热，汗出不畅，昏睡呵欠，口渴心烦，面红腮赤，咽痛红肿，小溲短赤，舌之边尖鲜红，苔白厚或黄薄，脉多浮数有力，指纹青紫鲜艳。虽为垂危之症，却应慎防抽风变端，治当急用清热解表之剂。

薄荷 4.5g，牛蒡子 6g，连翘 6g，苦梗 4.5g，浙贝母 4.5g，栀子 4.5g，豆豉 4.5g，枳壳 3g，酒黄芩 4.5g，淡竹叶 4.5g，生甘草 3g。

夹食滞者，加神曲、麦芽；高热烦躁，汗出热不解者，加生石膏、知母；头痛剧烈者，加甘菊、桑叶，去薄荷；扁桃体红肿甚者，加金银花、元参；烦躁或惊厥者，冲服至宝丹。

3. 暑月感寒

夏季暑热当令，暑邪每多夹湿，湿热内蕴，阻滞肠胃，复因护理不同，乘凉太过，恣食生冷，暑热又为新凉外束，故骤发高热，无汗恶寒，身形拘急，面颊红赤，不思饮食，呕吐便溏，烦躁不安，时时啼哭，察其舌苔白而厚腻，视其指纹青紫滞涩，切其脉濡数有力。治当急用解表散寒，化湿涤暑，佐以清热之剂，方以新加香薷饮加减。

香薷 4.5g，厚朴 4.5g，薄荷 4.5g，连翘 6g，栀子 4.5g，豆豉 4.5g，木香 4.5g，滑石 6g，生甘草 3g，生扁豆 9g，酒黄芩 4.5g。

热势炽盛，面目红赤者，加生石膏、甘菊；呕吐不止，舌尖鲜红者，去酒黄芩，加黄连；肠胃积滞，腹胀不食者，加神曲、麦芽；高热嗜睡，阵阵烦躁者，冲服至宝丹。

4. 出疹发热

（1）麻疹　系内蕴胎毒，外感天行，一年四季均可发病，以冬春二季多见，起病先有发热，形似感冒，须加详辨。

麻疹发热开始时，热有起伏，或朝轻暮重，或忽高忽低，面颊潮红，目泪汪汪。目胞赤而微肿，喷嚏流涕，耳梢中指微凉，咳嗽不重，咯痰不爽，如干咳之状。待三四天（或五六天）后，热持续不退，嗜睡，有时烦躁不安，轻度腹泻，大便多带黏液,口内出现克氏斑,疹子由耳后发际处逐渐透达。若是顺症,经三四天后疹子畅透,热即自行下降。若疹面高热持续不退,多为余毒未泻,治当随证施治,恰当运用方药。

在治疗麻疹过程中,以发表透疹为主,根据不同情况,佐以清热解毒、养阴生津等法。及时合理地运用透表之法,是减少并发症、降低死亡率的重要措施。在临床上遇到麻疹早期症状,应及早使用发散宣透之剂,不可见热治热,恣进苦寒,以留邪之弊。透疹之法,有辛凉和辛温两种,常用的透疹方如下。

荆芥 6g,防风 4.5g,橘红 3g,牛蒡子 4.5g,蝉蜕 4.5g,赤芍 4.5g,木通 3g,瓜蒌皮 6g,连翘 4.5g,生甘草 1.5g。

感寒较重,面黄拘急,无汗气促者,加生麻黄;肠胃食滞,腹胀热甚,舌苔厚腻者,加焦山楂;泄泻无度者,加葛根;鼻衄不止者,加鲜生地黄;面红唇赤,惊躁不安者,加酒黄芩;神昏谵妄,惊厥抽风者,冲服至宝丹;大便不通者,通之以酒大黄;正气不足者,补之以人参。

(2) 风疹 亦是发热出疹的疾患,但症状较轻微,病程亦短。其特点是耳后淋巴结肿大,疹形整齐,且多融合成片。治疗亦宜宣散透毒,清热表疹。

5. 风寒束肺

小儿素蕴痰热,留滞肺络,复为寒邪所袭,卫阳失其条达,肺失肃降之权,痰因气逆壅塞。故发热喘咳,痰鸣辘辘,鼻翼扇动,神气闷乱,舌苔薄白,边尖俱赤,指纹青紫滞涩,脉来浮滑有力。甚则颜面苍白,涕泪全无,指甲口唇青紫发干,呼吸两胁扇动,下陷成坑。此痰热结胸之重症,有形之痰不易骤去,无形之热应速降。急宜宣泄肺中郁热,佐以化痰降逆。方以加味麻杏石甘汤。

生麻黄 3g,桔梗 4.5g,橘红 3g,苏子 4.5g,前胡 4.5g,杏仁 4.5g,瓜蒌 6g,生石膏 6g,炙枇杷叶 4.5g,生甘草 1.5g。

营养不良者,加人参;四肢厥冷者,加桂枝;舌淡无苔,口中黏沫稀痰者,加淡干姜;喉中痰如曳锯,辘辘有声者,加苦葶苈;热结旁流,泄泻无度者,加黄连、赤茯苓;体温过高,烦躁惊悸者,冲服至宝丹。

6. 外邪入里

小儿体禀"阳常有余,阴常不足",而发热之证又易伤阴耗液。故小儿外感之病,或因循失治,或治疗不当,易从阳化,化热入里,而现高热不退,汗出淋漓,午后及夜间尤甚。面红颊赤,烦躁喜冷,舌苔白厚,指纹青紫,脉洪大。夹食积者,多伴有腹胀不食,时时呕恶;神气怯弱者,多兼见睡卧惊悸,烦躁不安。此时表邪已解,里热未结,邪热散漫于阳明之经。治当急用白虎汤加味,解肌疏邪,甘寒清热。切不可因其表热未退而妄用发表,徒劫卫阳,亦不可因其里热炽盛而峻用攻下,伤伐正气。

粉葛 6g,白薇 6g,生石膏 9g,知母 6g,连翘 6g,天花粉 6g,淡竹叶 4.5g,黄芩 6g,生甘草 3g。

热盛者,冲服紫雪丹。

(二) 食滞发热

小儿脾胃怯弱,运化维艰。父母溺爱,尽量投其所好,恣食生冷难化之物,久而损伤脾胃运化功能。宿食迟滞难化,久而熏灼肠胃,蒸发肌表,故亦发热。其热以肚腹、手足心为甚,昼则热轻,夜则热重。腹肠啼哭,夜卧不安,口角糜烂,嗳气酸腐,有时呕恶,不思乳食。小便多是浑浊不清,大便多带酸腐残渣,舌苔白厚而腻,指纹青紫粗大。

若内热蕴结不消,复为外邪所袭,热滞交结,气痹不通,经脉被阻,心肝受累,而易出现惊厥抽风之食厥证。

若食热日久不退,脾阴日渐耗伤,慢慢形成疳证。终日温温发热,倦怠无力,饮食不为肌肤,面色萎黄憔悴,四肢瘦削,肚大青筋,自汗频出,喜食土炭。"积为疳之母",即指此而言。治疗当用清肠热、导积滞之法,方以三消饮法加减。

神曲 6g,麦芽 6g,焦山楂 6g,酒大黄 4.5g,槟榔 6g,鸡内金 6g,莱菔子 4.5g,竹茹 6g,生甘草 3g。

若感冒伤食之证,久而未解,而致阵阵发热无定时,一日数发,发则无汗拘急,精神倦怠,不思饮食,治用柴平汤加味。

柴胡 4.5g,半夏 4.5g,酒黄芩 4.5g,苍术 6g,陈皮 4.5g,厚朴 4.5g,甘草 3g,生石膏 6g。

若疳热已成,当久服小儿扶正散,疳证愈则热自平。

(三) 因惊发热

钱仲阳曰:"心主惊,实则叫哭发热……肝主风,实则目直大叫,项急,顿闷……"小儿目触异物,耳闻异声,跌伤惊恐,执以为常,致令气不和,君火上炎,引动依附肝经之相火,亦可导致小儿发热之证。其特点是发热不甚,后脑勺长期发热,昼轻夜重。伴随症状有面色青黄,心悸不宁,睡梦虚惊,甚则睡卧手足搐缩,骤然啼哭,不能安寐。若久而不愈,正气渐伤。复感外邪,突发高热,熏灼心肝,致使肝风内动;或重伤惊恐,木摇生风,均能导致急惊风之证。由此可见,惊热之证,不可不早予诊治,以杜大患之源。治当先予镇惊清热之剂,以治其标,愈后当久服镇惊醒脾散,以善其后。

钩藤 4.5g,茯神 4.5g,竹黄 4.5g,连翘心 4.5g,栀子 3g,酒黄芩 3g,菖蒲 3g,牡丹皮 3g,生甘草 1.5g,淡竹叶 3g。

羚羊角细末一分,作二次冲服。

(四) 肺有伏火发热

肺有伏火发热,多见于各型肺炎的后期,尤以疹后更为多见。其临床表现多为肺炎新瘥,热势已经趋于平稳,复又骤发高热,痰喘气急,甚则惊厥抽风,神昏谵语。高热持续不退,每易耗津伤液,导致闭脱。此型患儿在临床上似有增多之势,各类抗生素应用,都不能控制其高热,死亡率很高。张奇文对此型发热患儿进行详细观察,先后治疗 30 余例,用中药治疗取得满意的疗效,因目前正在继续研究中,尚未全面总结,今将所积之经验方剂,在此先以"肺有伏火发热"命名,作以简要介绍。

1. 疹后肺炎

复发高热不退,舌质红赤,口干无津,咳嗽痰喘,脉虚数。治当清燥救肺汤合泻白散。

人参 3g(或沙参 9g),麦冬 7.5g,生石膏 6g,阿胶 4.5g,杏仁 6g,炙枇杷叶 4.5g,炙桑皮 6g,地骨皮 4.5g,知母 6g,生地黄 9g,生甘草 3g。

热盛者,酌加连翘或连翘心,并冲服至宝丹;胃阴伤甚者,加石斛、玉竹。

2. 普通肺炎或病毒性肺炎

高热持续不退,或降后复升。用加味泻白散合青蒿、白薇方。

桑皮 6g,地骨皮 4.5g,青蒿 4.5g,白薇 7.5g,知母 6g,元参 6g,麦冬 6g,炙枇杷叶 6g,杏仁 6g,甘草 3g。

正虚者,加西洋参;痰盛者,加僵蚕、竹黄。

喻氏清燥救肺汤,功专清燥润肺,为治温燥之主剂,原方以桑叶宣肺,石膏清热,杏仁、炙枇杷叶润肺降逆;麦冬、阿胶、胡麻滋阴润燥;人参、甘草健脾益气,既能解除肺中因燥邪造成的气咳逆,又能滋润干燥而恢复肺中被燥邪耗伤的阴液。疹属阳邪,最易化燥伤阴,故方书治疹后均以养阴救燥为主。合泻白散,桑皮易桑叶,以清泻肺火,偕地骨皮凉血退热,专泻肺中伏火。吴坤安谓:"凡痧瘄伏邪未清,致伤阴分,而发热不止者,宜甘凉养阴。""瘄后咳嗽,余邪在肺也,宜泻白散。"二方合并应用,用于疹后肺炎,养阴泻肺,扶正达邪,滋而不腻,宣而不散,可谓稳妥之法。

三、病案举例

(一)外感风热发热案例

王某,女,1岁半。患儿素日脾虚,昨日骤发高烧39.5℃,有汗不畅,面目红赤,阵阵烦躁,不饮不食,不咳不喘,扁桃体红肿,腹膨热甚,四肢欠温,舌苔白厚而腻,指纹青紫粗大。此属风热外感,引动内蕴之热,相互为患,熏灼心主,煎熬津液,颇有抽风之虞,急以辛凉解表,清热宣肺之剂。

薄荷4.5g,牛蒡子6g,连翘6g,桔梗4.5g,浙贝母6g,神曲、麦芽各6g,栀子、豆豉各6g,酒黄芩6g,枳壳3g,生甘草3g,至宝丹1.5g。

作三次冲服。服药一剂,热即退至36.5℃,精神活泼,但仍厌食腹胀,又予清热调肠之剂而愈。

(二)暑月感寒发热案例

曹某,男,6岁。患儿暑月感冒已有3天,经治未效,身热39℃,至夜尤甚,面垢无汗,萎靡嗜卧,呕恶不食,舌苔白厚而滑润,脉濡数而有力,大便多带黏腻之物,小溲黄浊不清。治用香薷饮加味,散寒解表,调肠利湿。

香薷6g,厚朴7.5g,薄荷4.5g,藿香6g,栀子、豆豉各6g,神曲、麦芽各9g,酒黄芩6g,生石膏、滑石各9g,生甘草3g。

服药一剂,汗出热退。

(三)麻疹发热案例

王某,男,1岁。发热5天不退,曾经注射青霉素等西药,但热仍起伏不定,昼轻暮重,多眵流泪,精神尚可,口内两颊无克氏斑,腹胀便溏,一日二三次,舌赤苔厚,指纹浮紫。臆断为疑似麻疹,先以紫苏、薄荷、牛蒡子、连翘、杏仁、瓜蒌、酒黄芩、粉葛等轻清疏风以解表,中期是疹则透出,非疹则热退。服药一剂,发热不退,持续上升,精神萎靡,耳后似有疹点,但隐约未出,口内两颊仍无克氏斑,诊断为麻疹。

荆芥6g,防风6g,蝉蜕6g,牛蒡子7.5g,赤芍6g,杏仁、陈皮、生地黄各9g,酒黄芩6g,桃仁4.5g,生甘草3g。

服药一剂,麻疹畅透,三日已靥,热即渐降,后用养阴清热法,而获痊愈。

(四)风寒束肺发热案例

陈某,男,10个月。患儿素禀不足,近6天来,发热至39.6℃,咳嗽痰鸣,腹胀便溏有水及黏沫,日行七八次,肺有啰音,曾服过金霉素,注射过青霉素、链霉素,热未退,泄泻仍剧,有喘咳。断为表里俱病。

生麻黄 3g,桔梗 3g,橘红 3g,前胡 4.5g,苏子 4.5g,杏仁 6g,炙枇杷叶 4.5g,黄连 2.4g,茯苓 6g,粉葛 6g,生甘草 3g,至宝丹 1.5g。

作三次冲服。服药二剂,发热即退至 36.5℃,于是咳嗽有痰,腹泻已瘥,一日二三次,无水沫,又予华盖散加谷麦芽、黄连。三剂而愈。

(五)外邪入里发热案例

赵某,男,5 岁。患儿因饮食停滞,而呕恶交作,当晚骤发高烧至 40℃,经灌肠、注射均未见效,遂又服中药表里双解之剂,以紫苏、薄荷、连翘解表散邪,以酒大黄、神曲、麦芽、厚朴清热涤肠,服后发热一度下降。二日后,体温复升,再服清热调肠之剂不效。昼则热轻,神倦懒言,夜间高热,谵语神昏;烦躁汗出,不思饮食,舌赤无苔,脉浮洪有力,热邪已入气营之间,急宜清气透达之剂。

青蒿 9g,粉葛 6g,生石膏 9g,知母 6g,厚朴 6g,生扁豆 9g,淡竹叶 9g,元参 9g,天花粉 9g,生甘草 3g,至宝丹 1.8g。

作二次冲服。服药二剂,即热退神清,续服养阴健胃之剂而痊愈。

(六)病毒性肺炎持续高热案例

刘某,男,1 岁。患儿因发热 7 天,咳嗽憋气 5 天,第 4 次入院。入春以来,患儿屡发高热喘急,曾三次住院治疗,虽未根治,但经抗生素治疗,每次出院,均谓啰音消失,诸症霍然,今系第四次住院矣。入院诊断为病毒性支气管肺炎,经青霉素、链霉素、红霉素、金霉素等抗生素及辅佐激素治疗 14 天,体温时高时低,不得控制。延中医会诊时,体温持续在 39℃,已逾三天。患儿精神萎靡,面色萎黄,唇舌红赤乏津,呼吸浅表而促,喉中痰鸣不利,脉细数。证属肺中伏火久羁,高热伤阴,须防内闭外脱。

炙桑皮 6g,地骨皮 6g,麦冬 6g,白薇 6g,青蒿 4.5g,知母 4.5g,元参 6g,西洋参 3g,鲜芦根 12g,僵蚕 4.5g,生甘草 1.5g,至宝丹 1.5g。

作三次冲服。服药一剂,体温降至 37℃,喘咳亦减,仍从前方,又加炙枇杷叶 4.5g,杏仁 4.5g,继服三剂,诸症悉除,留院观察七天,未再复发,治愈出院。

四、体会

(一)小儿外感发热,多夹食积

明代徐春甫《古今医统》云:"小儿伤寒与大人无异,所以异者,兼有食积而已。"通过临床实践,张奇文体会到,小儿外感,若久伤饮食者,病轻易愈,甚至不药可愈。凡骤发高热,症状严重者,多是乳食停滞,久而化热,先有体内食火内蕴,复为外邪所激。主客相干,邪正相搏。表里同病,此为临床所常见。

在治疗方面,此类外感夹食之证,若纯以疏散解表之剂,往往效果不太理想。若能表里兼顾,标本同治,方用疏散之剂,以调和营卫,参以清热消导之药,以拔其根,卫和则表邪可去,食积化则内热渐平,邪解热清,每能一药而愈。

曾记得,肺炎患儿赵某,高热喘急,抽风频繁,经住院输液、注射等治疗已瘥。热仍不退,忽高忽低,一日之内即有数次变化,持续在38~39℃,夜间较昼尤甚,两目直视,烦躁不安,腹胀如鼓,舌苔白腻。曾服麻杏石甘汤,冲服至宝丹,后经三思,用加味麻杏石甘汤加神曲、莱菔子、酒黄芩,服药三剂,热退喘平而痊愈。

这种表里双解的方剂,在儿科临床上的应用是极为广泛的。有时屡用清热解表之剂,热势不减,而在原方的基础上加几味消导药,如神曲、麦芽、莱菔子之类,看似平常,但服后竟豁然热退,可见小儿发热与内伤乳食有着密切的关系。

(二) 小儿用药要精纯、准确、轻灵

小儿脏腑清灵,随拨随应,用药精纯,虽是轻清小剂,可一药而愈。若稍有差误,虽是方力雄,但未必奏效。《景岳全书》谓:"小儿之病,非外感风寒,则内伤饮食,以至惊风吐泻,及寒热疳痫之类,不过数种,且其脏气清灵,随拨随应,但能确得其本而撮取之,则一药可愈,非若男妇损伤,积痼痴顽者之比。"此确属真知灼见。

吴鞠通谓:"小儿……脏腑薄,藩篱疏,易于传变。肌肤嫩,神气怯,易于感触。其用药也,稍呆则滞,稍重则伤,稍不对症,则莫知其乡,捕风捉影。转救转剧,转去转运。"这就明确地指出了小儿的生理特点决定了小儿用药要准确,勿过重,勿呆滞。

通过临床实践,张奇文体会到,治疗小儿发热之病,应切实用药精纯、准确、轻灵。

所谓精纯,即要把该用的药一定用上,可用可不用的,尽量删掉。力求配伍精练,避免乱弹齐发。

所谓准确,即要辨证求源,药必中病。小儿发热之证,原因复杂,变化迅速,症状表现亦不一致,诊治时切不可为表面现象所迷惑,辨证审因,要从多方面考虑,方能做出明确的诊断。在用药方面,要拨其本,摒其根,丝丝入扣,不可见大热以大寒,见低热以小寒,扬汤止沸,不加深究。

所谓轻灵,即组方用药,贵在轻清灵通,方不在大,量不在多,但求君臣佐使,配伍得当,使邪有外出之道路,气有升降之转机,力求生动活泼,避免呆板滞

着。如火热之初,纯用苦寒腻滞,金石重坠之剂,则有遏邪之弊,故治疗必当注意疏散之药的运用,即邪已入里,内热炽盛之时,理当苦寒清热,但亦应注意疏散宣透之药配合应用,如粉葛、青蒿、白薇等,透邪外达。叶天士"入营犹可透热转气"之语,确是经验之谈,对临床治疗有指导意义。

(三) 对至宝丹、紫雪丹、安宫牛黄丸运用的体会

至宝丹、紫雪丹、安宫牛黄丸均是清热解毒,镇惊开窍之品。其适应证为热陷心包,或热灼营阴,神昏谵语,阵阵烦躁,或惊厥抽风者。虽然它们主治略同,而又各有所长,安宫牛黄丸偏于清热,紫雪丹偏于镇惊,至宝丹则长于开窍。

《方剂学》认为:"若表证未解,热盛神昏,治宜解表透热,使邪有出路,不可误用开窍之剂,否则'开门揖盗',反致引邪深入,促使病情恶化。"

但在儿科临床上,对高热患儿,张奇文经常使用至宝丹、紫雪丹之类,退热效果颇为理想,并未见何不良后果。张奇文认为这可能与以下两个因素有关。第一,小儿之体,稚阴稚阳,以阳为用,羁患热病,传变最速,且脏腑娇嫩,不耐热灼,若不早为注意,恐有内陷之虞。至宝丹能"补心体,通心用,除邪秽,解热结";紫雪丹清热解毒,开窍化浊。两者都是安神镇惊,祛邪解毒之良剂,且患儿应用起来,量少而效速,容易接受。第二,张奇文治疗发热病,应用以上丸散,都是配合疏散透热之汤剂,而不是单独使用。因此,并不违背使"邪有出路"的原则,所以亦无引邪深入之弊端。

张奇文体会到,至宝丹荟萃各种异灵,轻清灵通,凉而不滞,香而不燥,确是清热镇惊开窍之至宝。临床上,凡见高热,烦躁惊悸不安之患儿,均可配合透热之汤剂应用。紫雪丹由五石四香等药组成,偏于开下窍,其清热之力优于至宝丹,但开窍之功却不及至宝丹。临床上见高热、烦躁、苔腻、便结等症,便可应用,若腹泻便溏,理应宜慎。安宫牛黄丸清热解毒,芳香开窍之力最雄,若发热,不是病势严重,热闭神昏垂危之症,一般不用。

小儿肺炎证治

张奇文对于小儿肺炎证治的经验如下。

小儿肺炎,发热不恶寒,面色潮红,神气闷乱,咳嗽喘急,呼吸困难,鼻翼扇动,喉中痰鸣,舌苔多滑腻微黄或薄白,指纹浮兼青紫,脉多滑数有力。可用加味

麻杏石甘汤。

营养不良者,合生脉散(人参 1.5g,五味子 1.5g,麦冬 4.6g);面色发青,四肢发凉者,加桂枝 3g;舌光无苔,现淡红色,口中稀涎黏沫者,加干姜 1.5g,以除寒散结,回阳通脉,去辛寒之石膏;喉中痰声辘辘者,加葶苈子 3g;热结旁流,大便泄泻无度者,加川黄连 2g,赤茯苓 4.5g;大便秘结,数日不行者,加酒大黄 3g(泡水另入);高热神昏或烦躁不安者,冲服至宝丹 0.3g;腹胀噫气,恶心呕吐者,加莱菔子 4.5g,甚则加神曲、炒麦芽。

小儿重症肺炎,除内服中药外,还可外用肺炎熨敷法。其方法为,用生大黄末、生枳实末各 9g,鲜松柏叶一把,青萝卜中节三寸,生姜一块如核桃大,带须葱白 3 寸,麸子半碗,黄酒一杯。捣烂置锅内炒热,用纱布分包,轮流敷胸前,见鼻尖及面部有汗为止。本方中,大黄、枳实取承气之义,荡涤肺蕴之热结,用松柏清热凉血,葱白、生姜、萝卜、黄酒皆辛温发散之品,加麸子共捣,炒热敷胸前,以散发胸中积热,通里达外,纵横齐开,以宽胸散结,宣肺定喘。

健脾消积治疳证

疳证是由喂养不当,或多种疾病影响,导致脾胃功能受损,气液耗伤而形成的慢性病证。其以形体消瘦,面黄发枯,精神萎靡或烦躁,饮食异常为特征。疳证的发病无明显的季节性,5 岁以下小儿多见,起病缓慢,病程缠绵,迁延不愈,影响小儿生长发育,严重者可导致阴竭阳脱,猝然变险。古人视本病为恶候,列为儿科四大证之一。

喂养失当常可导致疳证的发生。一为太过,即饮食失节,饥饱无度,过食肥甘厚味,生冷坚硬,致食积内停,积久成疳;二为不及,即乳食喂养不足,如小儿生后缺乳,过早断乳,或哺乳期间未能及时增加辅食,使营养精微摄取不足,脾胃生化乏源,无以化生气血,滋养全身,日久成疳。小儿长期患病,反复感染,或呕吐泻痢,或时行热病,致使津液大伤,脾胃俱虚,化生不足,阴液消烁,虚火内炽,气血日衰,久而成疳。早产、双胎、孕期药物损伤胎儿,致使先天肾气虚弱,诸脏皆伤,胎儿发育不良,出生后脾胃不健,水谷精微摄取不足,形成疳证。

本病初期,患儿面黄发稀,易发脾气,厌食,形体消瘦,症状较轻;疳证继续发展,形体明显消瘦,并有肚腹膨胀,烦躁激动,嗜食异物等,为本虚标实,症状较重;若极度消瘦,皮肤干瘪,大肉已脱,为疳证后期危重症。疳证的兼证主要发生在干疳阶段,出现眼疳、心疳、疳肿胀等。在治疗上,以顾护脾胃为总则,疳气以和为主,疳积以消为主,或消补兼施,干疳以补为主。

1. 疳气

形体消瘦,面色萎黄无华,毛发稀疏,精神欠佳,易发脾气,食纳不佳,或能食善饥,大便或溏或秘,舌淡,苔薄白或微黄,脉细。此为脾虚、胃火内伏所致。本证多为病之初起。

治法:和脾助运。

方用资生健脾丸加减:党参 12g,白术 9g,山药 9g,莲子肉 9g,茯苓 6g,薏苡仁 15g,扁豆 15g,泽泻 6g,藿香 5g,砂仁 5g,炒麦芽 12g,焦山楂 12g。

若能食善饥者,可加胡黄连 6g,以清火除烦。若腹胀嗳气,厌食,苔厚腻者,可去党参、白术、山药,加炒鸡内金 6g,以消积。若大便溏者,可加炮姜 2g,以温运脾阳。若大便干结者,可加决明子 9g,炒莱菔子 6g,以润肠通便。

2. 疳积

精神不振,或易烦躁激动,形体消瘦明显,肚腹膨胀,甚则青筋暴露,面色萎黄无华,毛发稀疏如穗,食欲不振或多食多便,睡眠不宁,或伴动作异常,舌淡,苔厚腻,脉细数。此为久病脾胃虚,气血生化乏源,胃有伏热,脾不健运,心肝之火内扰,积滞于中,络脉瘀阻所致。本证多由疳气发展而来,为疳证较重者,积滞内停,壅阻气机,阻滞肠胃,或有虫积,属虚实夹杂之证。

治法:消积理脾。

方用人参醒脾散:人参 15g,白术 9g,茯苓 9g,焦山楂 12g,神曲 12g,麦芽 12g,鸡内金 9g,牡丹皮 6g,砂仁 6g,炒栀子 6g,酒黄芩 6g,竹茹 9g,酸枣仁 9g,白芍 9g,使君子 9g,山药 15g,甘草 4.5g。

共为细末,1 岁患儿每次服 0.6g,1 日 3 次,每增加 1 岁剂量加 0.3g,最大剂量为每次服 3g。

本证也可用肥儿丸。

3. 干疳

(1)主证 极度消瘦,面呈老人貌,皮肤干瘪起皱,大肉已脱,仅皮包骨,精神不振,目光无彩,啼哭无力,毛发干枯,口唇干燥,腹凹如舟,杳不思食,大便溏或清稀,时有低热,舌红嫩,苔少,脉沉细。此为脾虚气衰,脾阳极虚,气阴衰竭,气血精微化源欲绝,无以滋养肌肉所致。干疳为疳之危重症,已进入病证后期,标志着气血虚甚,脾胃衰败。

治法:补益气血。

方用人参养荣汤:人参 6g,黄芪 15g,白术 9g,当归 9g,茯苓 6g,炙甘草 5g,白芍 9g,熟地黄 9g,陈皮 6g,肉桂 2g,五味子 4g,远志 6g,生姜 5g,大枣 3 枚。

若面白无光、舌淡者,可去白芍,加炮附子 4g,炮姜 3g,配方中肉桂以温补脾肾。若舌干红,苔光者,可加石斛 6g,乌梅 6g,以酸甘化阴。

(2)兼证 疳证在发生过程中常可出现兼证,多发生在干疳阶段,可出现眼疳、心疳、疳肿胀等。

① 眼疳:初起夜盲,入夜居暗处视物不明,甚或眼角干涩,羞明畏光,黑睛混浊,白翳遮睛。此为脾病及肝,肝阴不足,精血耗损,不能上荣于目所致。

治法:养肝明目。

方用石斛夜光丸加减:石斛 6g,天冬 6g,生地黄 9g,羚羊角粉 0.2g,青葙子 6g,黄连 3g,菟丝子 9g,肉苁蓉 9g,党参 12g,川芎 3g,枳壳 6g。

若夜盲者,可加夜明砂 5g,蝉蜕 3g,木贼草 5g,当归 6g,或服羊肝丸。

② 口疳:口舌生疮,口内糜烂,臭秽难闻,面赤唇红,烦躁哭闹,惊悸不安,舌红,苔薄黄,脉虚数。此为脾病及心,心火上炎,熏蒸口舌所致。

治法:清心泻火。

方用泻心导赤散:木通 3g,生地黄 9g,黄连 4g,灯心草 0.5g,甘草 3g。

若口渴者,加玉竹 6g,石斛 6g,以养阴清火。若尿短赤者,加滑石 6g,淡竹叶 6g,以清热利尿。

③ 疳肿胀:足踝浮肿,甚则颜面四肢浮肿,面色无华,四肢欠温,小便不利,大便溏薄,舌淡红,苔薄白,脉沉。此为疳证日久,脾阳虚衰,脾病及肾,气不化水,水湿溢于肌表所致。

治法:健脾温阳利水。

方用真武汤:炮附子 4.5g,白术 5g,茯苓 6g,白芍 4g,干姜 4g。

若水肿明显者,可用五苓散合五皮饮化裁:桂枝 7g,茯苓 6g,泽泻 7g,白术 6g,猪苓 3g,生姜皮 4g,桑皮 5g,陈皮 4g,大腹皮 6g,茯苓皮 5g,以利水消肿。

(3)疳证的针灸治疗

取穴:中脘、四缝、足三里。潮热配三阴交。毫针刺,用补法,每日 1 次,每次留针 30 分钟,10 次为 1 个疗程。四缝用三棱针或粗毫针针刺,约 0.3cm 深,刺后常可挤出黄白色黏液,每日刺 1 次,直至针刺后不再有黄白色液体挤出为止。

（4）疳证的膏敷疗法

① 用芒硝、生大黄、生栀子、杏仁、桃仁各 6g,共研细末,加面粉适量,以鸡蛋清、葱白汁、醋、白酒各少许,调成膏糊状,敷于脐部。1 日 1 次,连用 3~5 日。适用于疳积证。

② 将莱菔子适量研末,用阿魏调和,敷于伤湿止痛膏上,外贴于神阙穴处。1 日 1 次,7 日为 1 个疗程。适用于疳积证。

益气清热治遗尿

遗尿亦称尿床,是指小儿年龄超过 3 岁,夜间仍有小便自遗,醒后方觉的一种病证,发病与小儿元气不足,肺、脾、肾功能失调有关。婴幼儿时期,形体发育未全,脏气未充,排尿自控能力尚未形成;有的学龄期儿童因白天嬉戏玩耍过度,夜晚熟睡不醒,偶有睡中遗尿者,均非病态。该病在辨证上,主要应辨清脏腑。夜尿多而清长、畏寒肢冷、神萎者,为肾虚遗尿;尿短而频、神疲气弱、容易出汗者,为脾肺气虚;尿少黄、臊臭异常、烦躁口干者,为肝经郁热。在治疗上,肾气不固者温肾固涩,脾肺气虚者补肺健脾,肝经郁热者疏肝清利。

（一）肾气不固

夜眠遗尿,甚者一夜 2~3 次,小便清长,熟睡不易唤醒,醒后方知遗尿,神疲乏力,面白无华,四肢不温,腰膝酸软,记忆力、智力较差,舌淡,苔少,脉沉细。此为肾气虚弱,膀胱虚冷,不能制约所致。

治法:温补肾阳,固涩止遗。

方用二蛸固肾汤:桑螵蛸 6g,海螵蛸 6g,菟丝子 6g,淫羊藿 6g,肉桂 3g,乌药 3g,核桃仁 3g,炮附子 3g,升麻 3g,益智仁 10g。

若尿床次数频繁者,可加赤石脂 4g。若沉睡不易唤醒,意识朦胧又入睡者,可加石菖蒲 5g,麻黄 1g,以开心窍。可用五子衍宗丸,每次服 6g,1 日 2 次;或用桂附地黄丸,每次服 6g,1 日 2 次。冬季宜加用缩泉丸。

（二）肺脾气虚

睡中遗尿,常自汗出,易于感冒,面色萎黄,少气懒言,体弱无力,食欲不振,腹胀便频,大便溏薄,舌淡,苔薄白,脉细弱无力。此为脾肺气虚,运化失健,中气下陷,水液下趋,膀胱失约所致。

治法:益气健脾,固涩小便。

方用补中益气汤合缩泉丸加味:黄芪 12g,白术 7g,陈皮 4g,党参 9g,柴胡 3g,当归 4g,山药 7g,乌药 5g,益智仁 8g,桑螵蛸 8g,甘草 3g。

若尿的次数多、尿量少者,可改黄芪 15g。若大便稀溏甚者,可加炮姜 2g。若熟睡不易唤醒者,可加石菖蒲 4g。

本证也可用以下验方:桑螵蛸、金樱子、黄芪、益智仁、茯苓、泽泻、升麻、党参、覆盆子各 10g。

（三）肝经郁热

睡中遗尿,往往突然发生,尿量不多,气味腥臊,尿色黄赤,平时排尿略有涩痛,性情急躁,面、唇色红,或有便秘,舌红,苔黄,脉弦细或弦滑。此为肝经郁热,蕴伏下焦,热迫膀胱所致。

治法:清热疏肝,固涩小便。

方用龙胆泻肝汤加减:龙胆草 2g,柴胡 3g,黄芩 6g,栀子 6g,生地黄 6g,当归 3g,车前子(包煎)6g,白芍 6g,白蔹 5g,益智仁 5g,甘草 2g。

若苔少或苔花剥者,可加石斛 6g,山药 6g,以养阴生津。若苔黄腻者,可加黄柏 6g,滑石 9g,以清热利湿。若肝经湿热内蕴明显者,可服龙胆泻肝丸,每次服 3~6g,1 日 2 次。

惊风病情急,治疗应分型

惊风是小儿时期常见的急重病证,以抽搐、昏迷为主要症状。发病年龄以 1~5 岁为多见,发病率高,四季皆有。发病来势凶猛,病情危急。急惊风来势急骤,以高热伴抽风、昏迷为特征。

多由外感时邪疫疬,内蕴痰热食积及暴受惊恐引起。有接触疫毒之疾,或暴受惊吓史。本病常突然发作,具有热、痰、风、惊四证及抽、搐、颤、掣、反、引、窜、视八候。在治疗上,以清热、豁痰、镇惊、息风为总则,痰盛者须先化痰,热盛者予以清热,风盛者应速祛风镇惊。

一、感受风邪

发热头痛,咳嗽咽红,鼻中流涕,乳蛾红肿,烦躁不安,高热时突然惊厥昏迷。舌苔薄黄,脉浮数。

方用解表镇惊饮:钩藤 6g,茯神、薄荷、天竺黄、紫苏、荆芥穗、枳壳各 4.5g,黄芩、瓜蒌、连翘各 6g,生甘草 1.5g。

若抽搐者,可加石决明 9g,白僵蚕 5g,桑叶 9g,以祛风定惊;或服小儿回春丹,1 岁以内每次 1~3 粒,1~3 岁每次 3~5 粒,2 小时后可重复使用。若痰蒙清窍者,可加石菖蒲 4g,以清心开窍。若高热、乳蛾红肿、便秘者,可加大黄 4g,栀子 6g,以通腑泄热。

小儿乳食积滞,郁而化热,复感风寒,突发高热,咽赤肿痛,腹胀拒按,或恶心呕吐,大便干结,嗳气酸腐,时时惊惕,甚则昏迷、抽痉,苔厚腻或黄腻,脉浮弦数,指纹青紫或青黑。此为食滞外感,热动肝风。

治法:解表消食,清热息风。

方用表里双解饮:薄荷、豆豉、黄芩、栀子、连翘、桔梗、浙贝母各 4.5g,牛蒡子、玄参、神曲各 6g,甘草 1.5g。送服紫雪散。

小儿脾常不足,易为饮食所伤。若平日饮食不节,积滞化热,可发为惊风。症见发热,神昏抽搐,呕吐酸腐,泄泻,大便酸臭,苔黄厚腻,脉滑数,指纹青紫。此为食积致惊。

治法:消食导滞,清热镇惊。

方用镇惊消积汤:钩藤 6g,龙齿 4g,薄荷 4g,厚朴 3g,陈皮 3g,焦山楂 10g,麦芽 10g,黄芩 5g,栀子 5g,连翘 5g,甘草 1.5g。送服小儿牛黄散,1 岁以下每次服 0.3~0.5g,2~3 岁每次服 0.9g,1 日 2 次。

小儿感受风寒,肺气不宣,痰浊阻滞化热,引动肝风,症见发热面赤,咳嗽气粗,喉中痰鸣,惊惕、抽搐,苔薄白滑润,或白如积粉,此属痰热惊风。

治法:清热息风,涤痰开窍。

方用清热祛痰汤:钩藤 6g,薄荷 5g,天竺黄、桔梗各 4.5g,橘红 3g,前胡 6g,炒杏仁 8g,瓜蒌 10g,连翘心 6g,胆南星 2g,甘草 1.5g。

若发热喘急,咳嗽声重,鼻扇耸肩,手足抽搐,角弓反张,舌紫红,指纹暗青者,为痰热结胸致惊。

治法:宣肺平喘,清热化痰。

方用加味麻杏石甘汤:生麻黄、橘红、石菖蒲各 3g,桔梗、天竺黄各 5g,前胡、苏子、杏仁各 6g,生石膏 7.5g,全蝎 4.5g,生甘草 1.5g。送服至宝丹。

二、温热疫毒

1. 温邪内闭

高热不退,烦躁不渴,突然肢体抽搐,二目上视,神志昏迷,面色发青,甚则肢冷脉伏,舌红,苔黄腻,脉数。

方用羚羊钩藤汤合紫雪散:羚羊角粉 0.6g(分 3 次冲服),钩藤 6g,川贝母 5g,桑叶 4g,菊花 6g,白芍 5g,生地黄 6g。送服紫雪散。

若高热者,可加栀子 9g,黄芩 7g,以清热解毒。若昏迷狂躁者,可加安宫牛黄丸。若夹痰者,可加石菖蒲 4.5g,天竺黄 4.5g,胆南星 3g,以化痰开窍。若抽痉频繁者,可加石决明 9g,全蝎 4g,地龙 5g,以息风解痉。若大便秘结者,可加大黄 3~5g,以通腑泄热。

2. 气营两燔

发病急骤,高热,抽风,昏迷,颈项强直,狂躁不安,皮肤发疹发斑;或深度昏迷,壮热无汗,喉咙痰多,呼吸不利,大小便闭,舌红,苔黄腻,脉数。

方用清瘟败毒饮:生石膏 15g,生地黄 9g,水牛角 10g,黄连 5g,栀子 6g,黄芩 9g,知母 9g,赤芍 7g,玄参 9g,连翘 12g,牡丹皮 7g,淡竹叶 9g,甘草 2g,桔梗 3g。

若抽痉不止者,可加羚羊角粉 0.6g,石决明 15g,钩藤 9g,以平肝息风。若神志昏迷者,可加石菖蒲 5g,郁金 6g,或用至宝丹、紫雪散、安宫牛黄丸,以息风开窍。若喉内痰多者,可加竹沥水、猴枣散,以化痰泄热。若呕吐不止者,可加半夏 6g,或用玉枢丹,以降逆止呕。若大便秘结者,可加生大黄 4g,芒硝 4g,以通腑泄热。

三、湿热疫毒

持续高热,抽痉频繁,神志昏迷,烦躁谵妄,呕吐不止,腹痛拒按,大便黏腻或夹脓血,舌红,苔黄腻,脉滑数。此为湿热疫毒与食积交结,阻于肠腑,内迫营血,直犯心肝所致。有先见急惊而后才见大便脓血者,甚或始终不见肠腑症状者,临床上应予充分重视,应考虑到肠腑的病证,以免漏诊。

治法:解毒清肠,息风开窍。

方用黄连解毒汤加味:黄连 6g,黄芩 6g,黄柏 5g,栀子 6g,白头翁 9g,秦皮 7.5g,生大黄 4g,厚朴 6g,羚羊角 0.6g(分 3 次冲服),钩藤 6g,石决明 9g。

送服紫雪散,以开窍清心息风。

四、暴受惊恐

发病较急,暴受惊恐后突然抽痉,神志不清,惊叫惊跳,四肢厥冷,舌苔薄白,脉乱不齐。此为由声、光、异物刺激过大所致。小儿肝常有余,心神怯弱,受外来过大刺激,惊则气乱,恐则气下,故出现以上表现。

治法:镇惊安神。

方用镇惊熄风汤:钩藤6g,天竺黄、连翘心、天麻、全蝎、茯神各4.5g,石菖蒲3g,蝉蜕6g,羌活3g,生甘草1.5g,羚羊角粉0.6g(分4次冲服)。或用琥珀抱龙丸,1岁以下每次服0.75g,1~2岁每次服1.5g,3~4岁每次服3g。

调理脾胃治厌食

厌食以长期食欲不振,厌恶进食为特点,是小儿常见的脾胃病,由喂养不当、饮食失节而致脾胃运化不健所引起。本病以1~6岁为多见,城市儿童发病率较高。长期厌食者,可导致气血化生不足,抗病力减弱,易患他病,甚至发展为疳证。

张奇文认为,治疗该病应先辨明证候。若仅见食欲不振,其他症状不明显者,多为脾胃不和证;若伴精神不振,面色萎黄,大便溏薄者,为脾胃气虚证;若伴口干,舌红苔少,食少饮多,大便偏干者,为脾胃阴虚证。在治疗上以调理脾胃为总则,脾胃不和者运脾和胃,脾胃气虚者健脾益气,脾胃阴虚者滋脾养阴。

一、脾胃不和

食欲不振,甚则厌恶进食,食少而不香,多食或强迫进食可见脘腹饱胀,形体略瘦,面色欠华,精神良好,舌苔薄白或薄白腻,脉细滑。此为胃失和降,脾失健运所致。为厌食病中常见证候。

治法:运脾和胃。

方用调脾散:苍术6g,陈皮5g,炒神曲10g,炒鸡内金9g,佩兰6g。

若腹胀明显者,可加木香6g,炒莱菔子6g,以消积理气。若舌苔黄腻者,可加藿香6g,薏苡仁15g,以化湿醒胃。

本证也可用以下验方:苍术10g,山楂10g,陈皮6g,鸡内金6g。

二、脾胃气虚

食欲不振,少食懒言,精神不振,面色萎黄,大便溏薄,夹有不消化的食物残渣,舌淡,苔薄,脉细弱。此为脾胃虚弱,运化无力,中气不足所致。

治法:健脾益气。

方用参苓白术散:人参 6g,白术 6g,茯苓 6g,薏苡仁 15g,桔梗 4g,山药 9g,扁豆 12g,莲子肉 9g,砂仁 5g,甘草 3g,大枣 2 枚。

若舌苔薄腻者,可加苍术 7g,以运脾燥湿。若腹胀者,可去甘草,加木香 6g,香附 6g,以理气宽中。若易汗出者,可加黄芪 12g,防风 3g,牡蛎 15g,以顾护卫表。若口吐清涎,大便溏薄者,可加煨姜 5g,肉豆蔻 6g,以温运脾阳。

三、脾胃阴虚

不欲饮食,口干舌燥,食少饮多,面色少华,皮肤不润,小便黄赤,大便偏干,舌红少津,苔少或花剥,脉细数。此为素体阴虚或热病伤阴,致脾胃阴液受损所致。

治法:滋脾养胃。

方用养胃增液汤:石斛 6g,乌梅 5g,沙参 7g,玉竹 9g,白芍 7g,甘草 3g。

若脾气虚者,可加山药 9g,扁豆 12g,以补气健运。若手足心热,口干舌红者,可加胡黄连 6g,牡丹皮 5g,莲子心 2g,以清热养阴,宁心安神。若口渴引饮者,可加芦根 15g,天花粉 9g,以生津止渴。若大便秘结者,可加火麻仁 9g,瓜蒌仁 6g,以润肠通便。

养胎、护胎及胎教

一、关于养胎、护胎

胎儿是人的起点,古人极为重视对妇女妊娠养护的教育,所谓养胎、护胎,就是为保证胎儿的正常发育对孕妇提出的保健措施。

"养胎"一词,首见于汉代张仲景《金匮要略·妇人妊娠病脉证并治》,该篇先谓："妊娠养胎,白术散主之。"继之又谓："妇人伤胎,怀身腹满,不得小便,从腰以下重,如有水气状,怀身七月,太阴当养不养,此心气实。"其中"怀身七月,太阴当养不养",与隋代巢元方《诸病源候论》记载的妊娠十月按经络养胎的忌宜,以及唐代孙思邈《备急千金要方》中,引北齐名医徐之才"逐月养胎法"。

对于养胎、护胎的重要性,宋代陈自明《妇人良方大全》讲得比较透彻,认为妇女在妊娠期间,"阴阳平均,气质完备",是保证胎儿正常发育的重要条件,如果母体气血失调,出现"血荣气卫,消息盈亏"的变化,或"有衍有耗,刚柔异用,或强或羸"的差异,则可导致胎儿禀赋异常,而出现"附赘垂疣,骈拇枝指,侏儒跛躄……疮疡痈肿,聋盲喑哑,瘦瘠疲瘵"等先天"气形之病",因此,他特别强调在"胚胎造化之始,精通气变之后,保卫辅翼,固有道矣",说明孕母身体的状况,可以影响胎儿的发育,为养胎、护胎提供了理论根据。有关养胎、护胎的具体内容和方法,张奇文归纳为以下几个方面。

(一) 调养精神

妇女怀孕以后,要始终保持精神愉快,情绪稳定,切忌惊恐忧思怒等七情所伤,这是养胎、护胎的重要内容。中医学认为,人的精神思维活动,与脏腑功能有着密切的关系。五脏皆寓有情志,把情志活动看作一个整体,互相制约,互相协调,借以维持脏腑功能的正常。在正常的情况下人不同的心理活动,和不同的精神状态,是人体对外界客观事物的不同反映,不会导致脏腑功能的紊乱和失调。如果喜怒无常,忧思过度,或卒受惊恐,就会造成气血紊乱,脏腑失调,出现五志过极而化火,直接影响孕妇的身体健康,甚至有碍于胎儿的正常发育。

《素问·灵兰秘典论》谓："心者,君主之官也,神明出焉。"指出人的精神情志,主要由心来主宰。《素问·举痛论》谓："惊则心无所倚,神无所归,虑无所定,故气乱矣。"《灵枢·邪气脏腑》又谓："愁忧恐惧则伤心",七情皆能伤心,而导致气血逆乱,影响母体和胎儿的健康。有关情志因素影响胎儿致病的记载,首见于《素问·奇病论》,谓："人生而有病癫疾者……病名为胎病,此得之在母腹中时,其母有所大惊,气上而不下,精气并居,故令子发为癫疾也。"隋代巢元方《诸病源候论》在小儿四五岁不能语候,也有类似的记载："人之五脏有五声,心之声为言。小儿四五岁不能言者,由在胎时其母卒有惊怖,内动于儿脏,邪气乘其心,令心气不和,至四五岁不能言语也。"可见,孕妇精神情志的逆乱,直接影响胎儿在母腹中的发育,生后并可发生先天性的"胎病",为此,历代医家都十分重视妊娠期间孕妇的精神调摄,以确保胎儿的正常发育。

在具体做法上,妇女怀孕后,应怡养性情,安和气血,多接触美好事物,培养心灵美,从而陶冶性情,开阔胸襟,使心旷神怡,才对胎儿有好的影响。《备急千金要方》引徐之才逐月养胎法中提到的"寝必安静,无令恐畏""居必静处""端坐清虚"等,和历代所提倡的"戒嗔恚,远七情"等,均是确保母子身心健康的具体内容,从优生学来讲,值得推广研究和总结。

(二) 饮食调理

孕妇的饮食状况,与胎儿的生长发育有着密切的关系,历代医家都十分重视妊娠期的饮食忌宜。《备急千金要方》谓:"儿在胎,日月未满,阴阳未备,腑脏骨节,皆未成足。故自初讫于将产,饮食居处,皆有禁忌。"具体提出,从妊娠开始一直到将产,都应注意饮食的调摄,可分为重营养、调饮食、谨忌宜三个方面。

1. 重营养

胎儿在母体中,其生长发育全赖孕妇气血的濡养,而孕妇的气血盈亏,又直接与饮食营养及脾胃功能有关。从怀孕开始,就应注意孕妇营养的摄取,以满足胎儿发育的需要。饮食如脂肪、蛋白质的食品,以及新鲜的蔬菜都应常吃。若孕妇出现腰胯及四肢酸楚疼痛,宜用猪骨、牛骨煮汤,以补髓壮骨。

孕妇素来脾胃虚弱,妊娠后易发生恶阻、胎漏及胎萎等病,应及时调理脾胃,不可只强调增加营养,而忽视脾胃调理。正如《景岳全书》所说:"妊娠胎气本乎血气,胎不长者,亦为血气不足耳……妇人多脾胃病者有之,仓廪薄则化源亏而冲任穷也。"可见对孕妇调理脾胃和增加营养,两者均不可偏废。

2. 调饮食

孕妇的饮食,应经常调换,五味不可过偏,过偏则伤其五脏,总体以可口、清淡、富有营养为宜,不可过食生冷、辛辣、油腻,油腻能使胎肥,难产,且"于子不利"。明代万全《妇人秘科》谓:"妇人受胎之后最宜调饮食,淡滋味,避寒暑,常得清纯和平之气,以养其胎,则胎元完固,生子无疾。"特别对辛辣炙煿与肥甘厚味,历代皆谓多食能助湿生热,不但导致胎热、胎动、胎肥、难产,还会使婴儿生后多发疮疡疹毒、目赤烂等疾。此说法还应根据中国的地理条件、风俗习惯而加以区别对待,江南蜀地多雨湿连绵,孕妇食辛辣,可燥脾散湿,未必有胎热之患;西北多寒冽,牧区以肉食为主,因运动量大,也未必形成胎肥。总之,宜区别特殊和一般,进行全面分析。

3. 谨忌宜

孕妇的饮食忌宜,除以上所述外,历代记载颇多,自汉代张仲景《金匮要略》

始,继隋代《诸病源候论》、唐代《备急千金要方》,至明、清历代诸家皆沿袭抄传,计禁忌有二三十种之多。诸如食兔肉,令子缺唇;食羊肝,令子多厄;食鳖肉,令子短颈;食生姜,令子多指;鲤鱼同鸡子食,令子生疮多疮;雀肉同豆酱食,令子面上生黔黯、黑子等。系凭想象而来,不足为信。兔肉、羊肝、鳖肉、鲤鱼等均属高营养、高蛋白之品,不但对母子无害,相反能保证胎儿发育的需要,增强母体本身的营养,借以固摄冲任,维系胞胎。古人所以列出这样眉目繁多的禁忌,不少是出于臆度想象,取类比象,如"食螃蟹,令子横生""食鳖肉,令子项短缩头""食雀脑,令子雀目"等,显然是不正确的。

对于妊娠饮食忌宜,以营养丰富、饮食清淡、饥饱适中为宜。《诸病源候论》《备急千金要方》所载逐月养胎法,有关精神、饮食等方面养胎、护胎的内容,可供参考:

妊娠一月,应寝必安静,无令恐畏,饮食精熟。

妊娠二月,应居必静处,慎戒房事。

妊娠三月,应端心正坐,清虚和一,坐无邪席,立无偏倚,行无邪径,目无邪视,耳无邪听,口无邪言,心无邪念,无妄喜怒,不得思虑,好芬芳,恶秽臭,是谓外象而内感。

妊娠四月,应静形体,和心志,节饮食,洗浴远避寒暑。

妊娠五月,应卧必晏起,沐浴浣衣,深其居处,浓其衣服,朝吸天光,以避寒殃,无大饥,无甚饱,无大劳倦。

妊娠六月,应身欲微劳,无得静处,出游于野,调五味,食甘美,无太饱。

妊娠七月,应劳身摇肢,无使定止,无大言,无号哭,无薄衣,无洗浴,无寒饮,居处必燥。

妊娠八月,应和心静息,无使气极,无食燥物,无辄失食,无忍大起。

妊娠九月,应饮醴食甘,缓带自持,而待之。

妊娠十月,五脏俱备,六腑齐通,关节人神皆备,但俟时而生。

(三)谨避寒温

妇女怀孕之后,因气血聚于冲任以养胎,身体的抗病能力往往低下,若不注意调摄,虚邪贼风易乘虚而入,引起孕妇发生疾病,直接影响胎儿的发育,甚至还会导致各种胎病。

有关这方面的记载,早在《诸病源候论》中就有比较细致地论述。该书在"妇人妊娠病诸候"上卷,列举妊娠杂病十四种,属于因外感引起者,就有七种之多;

而在下卷妊娠伤寒、妊娠时气、妊娠温病、妊娠寒热、妊娠寒疟等诸候中,皆言能"伤胎""损胎"。至宋代《小儿卫生总微论方》,专立"胎中病论",提到了"多是未生之前,在母胎妊娠之时,失于固养,气形勿充,疾病因之",并列举梗舌、垂痈、重腭、骈拇、六指、缺唇等先天性胎病及先天性畸形,共三十九种。距今已800余年,与今人观察到妇女孕期感染某种病毒(风疹病毒、流感病毒、巨细胞病毒等)或感染性高热,可以引起先天性疾病与先天性畸形的论点,在认识上是殊途同归的。

对于为什么孕妇有病可以影响胎儿,以及如何做到谨避寒温,古人认为,胎儿在母腹,与母同呼吸共安危。正如《育婴家秘》所说:"儿在母腹中,藉母五脏之气以为养也,苟一脏受伤,则一脏之气失养不足矣。如风则伤肝,热则伤心与肺,湿则伤脾,寒则伤肾,此天之四气所伤也。是以风寒暑湿则避之,五味之食则节之,七情之感则绝之,皆胎养之道也。"强调孕妇须顺应四时气候的变化,春暖、夏热、秋凉、冬寒,随其时序而适其寒温,对虚邪贼风,应避之有时,这样,就能避免因气候的变化给母子健康带来的不良影响,而确保胎儿的正常发育。

(四) 节制性欲

妊娠期间,节制性欲,在中医学的历代方书中,是个十分重视的问题,是养胎、护胎的重要内容,有的方书还列为胎前的重要禁忌。

胎儿在母腹中,靠母体肾气维系,肾气足则冲任固,肾气亏则冲任损。若妊娠早期,房事不节,扰动相火,耗竭真阴,可导致冲任损伤,是胎动、胎漏和流产的重要原因。妊娠中期和后期,房事无度可引起"半产""难产""生子多疾而夭"(《产孕集》)。不少儿科专著,还把胎毒所致之"胎病",归咎于父母的性生活过度。《景岳全书》谓:"妊娠之妇,大宜寡欲。其在妇人多所不知,其在男子而亦多有不知者,近乎愚矣。凡胎元之强弱,产育之难易,及产后崩淋经脉之病,无不悉由乎此。"

中医学主张,妇女受孕后,应提倡分房寝居,《幼幼集成》谓:"古者妇人怀孕,即居侧室,与夫异寝,以淫欲最所当禁。"近几年来国外研究证实,临产前一个月有性生活的孕妇,其羊水感染及胎儿死亡率就高,在临产前一个月性生活频繁的孕妇中,新生儿黄疸比通常高一倍,这就充分证明,祖先的观察和论断是正确的,应当引起足够的重视。

(五) 节制劳逸

孕妇在怀儿期间,应当有劳有逸,劳逸适度。过劳则动伤气血,对胎元不利,特别是素有肾气亏损、中气不足、冲任不固的孕妇，在妊娠早期尤当谨慎，否则，搬抬、举重、登高、临险，动伤气血，易引起流产。妊娠三月之后，胎儿已发育成形，从事一定的体力劳动，能使肢体舒展，气血流畅，对于胎儿的发育和分娩，都有一定的好处。张子和《儒门事亲》中提到："儿在母腹中，其母作劳，气血动用，形体充实……多易生产。"陈文中《小儿病源方论》更指出："豪富之家，居于奥室，怀孕妇人，饥则辛酸咸辣，无所不食，饱则恣意坐卧，不劳动，不运动，所以腹中之日胎受软弱，儿生之后，洗浴绷包，藏于帏帐之内，不见风日，譬如阴地中草木，少有坚实者也。"由此可见，在妊娠中期，提倡从事一定的体力劳动，进行柔和的体育锻炼，以流畅气血，舒展百脉，有利于胎儿的发育，且避免造成难产。

《诸病源候论》提到逐月养胎中，根据胎儿的发育过程，提出妊娠初宜"居必静处""端心正坐，清虚和一"，至妊娠中期则宜"身欲微劳，无得静处，出游于野"，到妊娠后期则宜"和心静息，无使气极""宽自持"等方法。《济阴纲目》也提到："凡妊娠至临月，当安神定虑，时常步履，不可多睡饱食。"这些都是历代总结出来的养胎、保胎的可贵经验，几千年来一直在民间流行，广大农村妇女，妊娠后能动则动，能劳则劳，量力而行，顺乎自然，产子多健壮。相反，豪富人家，妊娠后饱食静养，不见风日，稍有闪扑蹦跳，则易流产、早产，甚至损伤胎儿。

（六）审施药治

孕妇无病，不可乱服药石，以免妄伐无辜。孕妇患病，应及早治疗，但须掌握"病去母安，胎亦无殒"的原则，不可孟浪从事。《备急千金要方》指出："是以妇人之病……故与丈夫同也，惟怀胎妊挟病者，避其毒药耳。"可见中医对妊娠病应"审药治，保胎元"的认识由来已久。

妊娠用药，一般分禁用和慎用两部分。禁用的药物，多是些毒性较强或药性猛烈的药物，如巴豆、斑蝥、水蛭、虻虫、牵牛、大戟、甘遂、芫花、商陆、麝香、三棱、莪术等；慎用的药物，多是些破气破血或燥热、沉降的药物，如桃仁、红花、大黄、枳实、附子、干姜、肉桂、冬葵子等。在临床上应根据孕妇的具体情况，斟酌使用。对于妊娠用药禁忌问题，历代医家有则主张以祛病为急务，有则主张治病与安胎并举，除禁用药外，慎用药也并非完全不用。如张仲景治妊娠水气、小便不利，用葵子茯苓散，吴又可治孕妇时疫，见阳明腑实用承气汤，就是本着"有是病，用是药"的原则，以去病为急，病去母安，胎也无殒。但用量不宜过大，只宜衰其大半，中病即止。

古代文献载有妊娠禁忌的药物，《本草纲目》共载86种，《珍珠囊补遗药

《性赋》共载 39 种,这些前人的经验,还需要进一步研究,使之更有效地指导医疗实践。

孕期用药禁忌问题,同样也引起了西医学的重视,如 1959 年在世界各国广泛应用于孕早期的止吐镇静剂——反应停,因孕妇服药后发生胎儿畸形达5000 余例而受到重视。此药对成人无毒害,对胚胎却非常敏感。因此,对中药致畸可能性的研究,也不容忽视。总之,孕期用药必须谨慎从事,不能掉以轻心。

另外,针刺治疗妊娠病也应慎重应用,《诸病源候论》《备急千金要方》在逐月养胎中均已提及,刺之易伤胎、坠胎。《育婴家秘》也说:"初生小儿,内外脆薄,药石针灸,必不能耐也,良工当以爱其己子之心,而爱人之子,怜惜之,抚摩之,未可轻治。"孕妇吸烟可引起胎儿畸形,饮酒可导致胎元不固等,也是孕期需要注意的重要方面。

二、关于胎教

有关胎教的内容,严格说来,应有广义与狭义之分。广义的胎教,是指妊娠后,为促进胎儿智力和体质的发育,确保母子的身心健康,在精神、饮食、寒温、劳倦等多个方面,对母亲和胎儿实行的保健措施,也即前面所说的有关养胎、护胎的全部内容。狭义的胎教,主要是指对孕妇在孕、胎、产全过程中,加强精神品德的修养和培养,使之"外象而内感",以促进胎儿的智力发育。但严格说来,养胎、护胎不同于胎教。

《列女传·胎教论》谓:"古者妇人妊子,寝不侧,坐不边,立不跸,不食邪味,割不正不食,席不正不坐,目不视邪色,耳不开淫声……如此则生子形容端正,才德过人矣。"《诸病源候论》谓:"妊娠三月名始胎,当此之时,血不流行,形象始化,未有定仪,见感而变……孕妇不可令见伛偻侏儒丑恶形人及猿猴之类……欲令子贤良盛德,则端心正坐,清虚如一,坐无邪席,立无偏倚,行无邪径,目无邪视,耳无邪听,口无邪言,心无邪念,无妄喜怒,无得思虑。"以上皆为胎教学说的较早记载。后世医家,多遵上述论述,使胎教学说日趋详备,继北齐徐之才逐月养胎法之后,至宋代陈自明《妇人良方大全》,还专立一门,名之曰"胎教论"。

胎教学说的提出,主要是建立在"形象始化,来有定仪,因感而变,外象而内感"基础之上。古人认为,孕妇的精神状态,直接影响胎儿的智力发育,如果加强对孕妇的品德教育,使之具有高尚的情操,可使胎儿未来智力发达,性格端庄。若孕妇在怀儿期间精神和心理状态异常和失度,就会造成精气运行的失常,影响胎儿智力的发育。胎教的精神实质,就是让孕妇保持良好的精神状态,以期外感而内应。具体内容可包括:①精神宁静。也即《叶氏竹林女科》所说:"宁静即是胎教……气调则胎安,气逆则胎病。恼怒,则痞塞不顺,肝气上冲,则呕吐衄血。脾肺受伤,肝气下注,则血崩带下,滑胎小产。欲生好子者,必须先养其气,气得其养,则生子性情和顺,有孝友之心,无乖戾之习。"②培养高尚情操。孕妇之性格情操,对胎儿影响很大,为母必须品德端庄,道德高尚,处事无嫉妒之心,待人应忠诚淳厚,这样生子未来操行高尚。③所见所闻皆为愉快美好事物,避淫邪、行凶、秽臭、噪声、邪念、丑陋等恶性刺激。④返观内视,寄希望于未来。把美好的寄托,内视于胎儿,把所见所想之美景都凝思于胎儿,以期外感内应,心旷神怡,使气血和顺,胎元调固。

实践证明,人类在幼儿时期,即大脑发育最佳时期,所受的教育是有着无比生命力的,而胎教则是在胎儿神经系统发育形成过程中,所采取的培育手段,也是婴儿早期教育的发端。著名科学家巴甫洛夫曾说过:"婴儿出生三天后再进行教育,就已经迟了三天。"这不能不说是对胎教学说的正确理解。

现代医学表明,胎儿的耳、目和感觉,在母体内渐趋完善。特别是妊娠中期,胎儿中耳发育完成,对血液的湍流声,母亲的心音和肠道蠕动声,以及外界的音乐声、嘈杂声等,都能清楚地听到,并作出反应。胎儿的活动,与母亲的情绪变化休戚相关。母亲入睡后,胎儿不动,母亲情绪激动时,胎儿活动增多,如果母亲情绪长期不宁,胎儿活动可较平时增强 10 倍。最近有报道说,七情过度可使母子内脏器官生理功能发生异常。如情绪紧张的孕妇,呼吸心跳加快,血压升高,血糖增加。孕妇突然恐惧,呼吸可暂时中断,外周血管收缩加强,可分泌不同种类的激素,使血液成分发生变化。还有人研究发现,积极的情绪会使血液中增加有利于健康的化学物质;消极的情绪会使血液中增加有害于神经系统和心血管组织的化学成分。母亲心平气和,则胎动规律;情绪紧张或过于焦虑,则胎动剧烈。也有人报道,先天性生理缺陷的患儿,可能与孕妇情绪异常有关。以上资料足以证明,胎教学说的提出是有其一定科学理论根据的。结合"优生学"开展对胎教学说的研究,有积极而深远的意义。

试论小儿的保健和护理

中国儿科医学有着悠久的历史,远在战国时代(公元前 5 世纪),名医秦越人(扁鹊)即有"小儿医"之称。秦越人以后,中国历代劳动人民为了下一代的健康,在小儿医疗保健护理方面积累了丰富的临证经验和理论知识,逐渐形成了独立的儿科体系,先后出现了一些儿科专著,这为后代对小儿的保护作出了极为重大的贡献。有关小儿保健与护理方面的记载,散见于历代儿科著作中,张奇文从中医学对小儿的保健和护理两个方面,参考前贤论述,结合临床经验,分述于后。

一、新生儿的保健和预防

(一)对初生去毒的认识和方法介绍

胎儿居于母体之中,总不免感受七情六欲,以及饮食五味偏盛之所伤。偏盛则生热,热极则成毒,日积月累,蕴于机体之内,结成中医所谓之"胎毒"。如果生后不采取排出胎毒之法,异日多易发口病、游丹、痧痘、惊痫等症。虽然毒有轻重,病有缓急,但皆能影响儿童健康之成长,因此历代方书,皆载去毒之法,证之于临床,实为重要。其法乃于初生未曾吸乳之前,借药物之力,驱毒排出体外,冀以荡涤其毒邪,以防患于未然,此亦即《金匮要略》"上工治未病"之谓。张奇文的老师蒯仰山,儿科世医,初生去毒,别立一方,于潍坊一带,俗称"打口药",深为群众欢迎。其方法为:胎儿生后,勿给吮乳,先服"打口药",24 小时内服完,待解下黑色大便五六次(俗称"下脐尿"),直至见嫩黄色稀粪,即胎毒随之而下,此时方可予乳。如在冬春季节,产后易于感寒,可先予淡姜温少许,然后再服"打口药"。

"打口药"方:归尾 1.8g,桃仁 1.5g,赤芍 2.4g,木通 1.8g,连翘 2.4g,枳壳 0.9g,姜黄连 0.9g,大黄 1.5g,炙甘草 0.9g。

若全身红赤者,可加红花 1.5g。若睡时啼哭者,可加朱砂少许。若先天不足者,忌服此方。

(二)新生儿保健药的应用

小儿血气未盛,经脉未充,神怯气弱,对外界事物缺乏分析综合之能力,因此极易因惊受病。诸如不测之异声、异物、畜叫、雷电、喧闹、坠炕等,皆可致小儿气血紊乱,精神失守,轻则影响小儿的正常发育,重则疾病丛生。初病多先有夜睡不安、睡中惊惕、啼哭躁扰、吐奶弄舌,久病则面色萎黄、肚大青筋、五迟五软、侏儒痴呆等,实为临床之常见。因此在新生儿的保健中,除加强精神护理外,常服安神定志之保健药物,确属必要。张奇文的老师蒯仰山,临床常用家传珠珀镇惊散,在预防上述疾病的发生方面,深受群众欢迎。此保健药物,最好在生后两周即开始服用,每次服 0.15g,日服三次,直至百日方可停药。其用量可随年龄的增长,略有增加。临床证明,凡能如期服药之小儿,均可头角峥嵘,正常的健康发育。

珠珀镇惊散方:钩藤 4.5g,连翘 3g,竹茹 3g,白芍 3g,茯神 3g,炒酸枣仁 4.5g,川贝母 4.5g,炒栀子 3g,酒黄芩 3g,焦山楂 6g,神曲 6g,龙齿 3g,菖蒲 3g,白术 4.5g,羚羊角 3g,珍珠 0.6g,琥珀 2.4g,朱砂 1.8g,生甘草 1.5g。

共为细末,储瓶备用,勿令泄气。一般可用乳汁或生胡桃连皮砸碎煮水送药;如已发现睡中惊惕不安者,可用淡竹叶、灯心草、钩藤煮水送药。

另外,倘有父母体质羸弱,或因早产,先天不足,生后体形瘦小,骨肉痿软者,每易因后天喂养失调,而成五迟五软之佝偻病体质,此型患儿,治疗宜早不宜迟。可在生后二十天左右,见其有此病趋势,即开始服用扶元固本散,及早防治。

扶元固本散方:人参 4.5g,白术 4.5g,茯苓 6g,熟地黄 6g,黄芪 4.5g,山药 6g,山萸肉 4.5g,牡丹皮 3g,泽泻 3g,牛膝 4.5g,当归 6g,白芍 6g,菖蒲 3g,川芎 3g,鹿茸 3g,炙甘草 4.5g。

共为细末,每次服 0.15g,日服三次,随其年龄增长,酌加其用量。

二、婴幼儿的养护

因小儿肌肤娇嫩,体力未充,护理稍疏,易生疾病。加之年幼无知,不能自保其身,生活必须依赖成人。先贤之儿科专著,把小儿养护列为首位,实寓有"防重于治"之意。诸如饮食、睡眠、衣着、精神、居住,直至言行教养等方面,古人均有精辟的论述。

(一)喂养方面

1. 哺喂小儿,当有一定节制,不可太饱,饱则溢而成呕。早在唐代孙思邈所著《备急千金要方》里早已说过:"凡乳儿不欲太饱,饱则呕吐,每候儿吐者,乳太饱也,以空乳乳之即消。"可见古人对小儿的乳食,也十分注意节制其量。

2. 婴儿不可闻声即抱,抱则予乳,须辨啼哭之原因,如啼哭绵长无力,并伴有吸吮动作,始知确系饥饿,方可予乳,否则会养成小儿好哭之恶习,且易为乳食所伤。

3. 乳母之乳头,应经常保持清洁,每天用甘草煮水,温洗数次,洗后用清洁之乳罩盖好。紧缩之乳头,往往造成小儿吮吸之困难,需不时向外牵拉。如乳头破裂化脓,不可给小儿喂乳,须迅速治疗,严加慎护。

4. 小儿生后三四天内,体重每较出生时减轻,俗称"收身",或偶有微热,此乃缺水所致,很快即可恢复,切勿误以缺乳,哺喂无时,否则以后定有吮乳之弊。

5. 小儿睡后,乳母宜用手掌轻揉儿腹,自胸前开始,以顺时针方向,渐旋转按摩至脐下,这样可以顺气消食,帮助消化。

6. 母亲无乳,欲择乳母代乳,应注意其体格、性情,以及有无急慢性疾病,特别是传染病。《育婴家秘》谓:"选择乳母,必取无病人,肌肉丰满,性情和平者为之,取其乳汁浓厚,甘美莹白,温和,于子有益。"

7. 乳母在哺乳期间,不可嗜食厚味炙煿辛辣之味,或过凉过热之物,古人云:"母食热则乳热,母食寒则乳寒。"过热过寒,均可影响小儿之健康。

8. 乳母在长途跋涉,以及烈日或严寒下工作以后,不可立即给儿喂乳,否则令儿血热抽痉,或吐泻不止。

9. 小儿正值暴哭,不可立即予乳,因气不调,易致呕吐。临风不可予乳,否则易合儿腹痛寒热。

10. 乳母给儿哺乳时,当先以手按其乳,并轻轻揉摩片时,这样可使乳房的乳汁流畅,对乳儿的吮吸和消化都有所帮助。另外,若逢夏天,应先去其热乳;若逢冬天,应先去其寒乳。夏不去热乳,合儿呕逆;冬不去寒乳,合儿咳利。

11. 儿若卧,乳母给儿哺乳,当以臂作枕,合乳与儿头平,这样使儿不噎。母欲寐,期夺其乳,恐填口鼻,有碍呼吸,且不知饥饱也。

12. 小儿到一周岁即可断乳,若遇炎夏,不妨延至秋凉季节;若方不到断乳之时,其乳母已孕,最好另寻乳母。

13. 乳幼儿四五月内,只可予乳,不可予食,至六个月方可稍进稀粥,以壮胃气。周岁以内,不可纵其口腹,乱食荤腥生冷油腻,待闻小儿脚臭,方可略进荤腥。且食后不可当即予乳,乳后不可当即予食;宁稍饥,勿过饱。俗云"若要小儿安,须受三分饥与寒",确为至理也。

（二）睡眠方面

1. 初生至四个月之小儿,睡眠时间很长,每天 16~22 个小时,随其年龄递增,睡眠逐渐减少。足够的睡眠,能促进小儿气血及智力的发育,因此,勿因哺乳而将其扰醒,若觉饥饿,自能醒而索乳,3~4 小时一次。整日沉睡不醒者,须防发热惊风,宜仔细观察,或延医诊治。

2. 欲使小儿获得足够的睡眠,必先养成良好睡眠习惯,白天如小儿不乳,则安置于床上,使其肢体舒展,气血畅通。

3. 较大之小儿,睡前不可过于逗弄,防其过分兴奋,亦勿令其紧张游戏,或听讲紧张故事,以防睡中不沉,梦境纷纭。

4. 小儿卧室,应保持空气新鲜,温度适宜,周围环境,力求安静,避免杂乱声响。小儿被褥宜松软平坦,并应经常曝晒、拆洗,以免藏匿昆虫及虫卵。

5. 如婴儿与乳母同睡,须防母口对儿之囟门,否则口鼻之气,令儿鼻塞声重。

6. 如遇阴晦雷电之日,宜用软棉塞入儿耳,以防受惊而成惊癫客忤之疾。

7. 小儿自幼应养成按时大小便的习惯,对小儿尿床,不可严加斥责打骂,应耐心教育。对稍大之儿童,更不可恶言相畏,否则会令儿"夜游"(俗称"冒乱")。

(三)衣着方面

1. 婴儿为纯阳之体,衣着不可过暖,过暖则生内热,更能使儿筋骨软弱。

2. 小儿衣服尿布,以柔软易洗布料为宜,因新棉能使小儿生热,加之小儿肌肤娇嫩,新棉多粗糙,能损及小儿皮肤。

3. 小儿衣着,宜宽舒轻松,不宜紧束四肢,以免妨碍气血之流畅,影响小儿发育。

4. 小儿背腹宜暖,若背着衣单薄,风寒由此易袭,令儿生寒热喘咳之疾;腹为脾胃之所在,职司清化,若腹部受凉,则影响清化,而生腹痛泄泻等证,故冬春宜常给小儿带"兜肚"。

5. 小儿外出,须以帽遮头,但儿帽不可过厚,并须以柔软旧棉作衬。古人云:"儿头宜凉",乃因头为踏阳之会,内有脑髓,灼热脑气易随汗泄,至成头疮目疾,甚至解颅填囟。

6. 小儿衣着必须随气候变化而适当增减,过薄则易感冒风寒,过厚则易汗出伤阴。季节交替之时,增减衣服应循序渐进,不可骤加骤减。经常以两足稍凉为宜,如两足稍热,则知其着过厚。

(四)精神方面

1. 初生小儿,听觉迟钝,几乎等于无闻,但两三天后发育迅速,一个月左右则敏锐异常。因其气血未定,外界刺激最易激惹,居住环境避免噪声干扰,室内、室外避免高声喧哗,使其静长气血,充实精力。

2. 患儿室内,务须力求寂静,使其气血渐复,精力充沛,以扶正祛邪。患儿大病去后,每精神倦怠,嗜睡懒言,此乃向愈之转机,不可误认病进,惊慌失措。

3. 儿童病室,更宜肃静,陪人宜少,动作宜轻,不可长夜灯烛辉煌,摇唇鼓舌,举家纷扰,使患儿昼夜无一时之休息。

4. 小儿富有感情,对亲近之人,偶然离去,会使其留恋不快,尤其在患病时期,更应满足其心情需要,以期精神愉快,恢复健康。

5. 小儿周岁,知识渐开,行动说话,渐仿成人,此时导之,习于善则善,习于恶则恶,日久习性养成,则不易纠正,诸如二便、饮食、言行、礼貌等,均应正确教养,培养其身心健康。

(五) 洗浴方面

1. 小儿初生,外敷胎脂,皮肤充满血液,故呈高度解红,此乃"胎赤"。胎脂不宜拭净,皱叠处可用细粉轻扑。至生后 10 日左右,脐带脱后,方可浴儿。初浴宜用甘草 120g,煮水待温,合猪胆一枚,周身轻拭之,可免终身不生疮疖。

2. 小儿初生,应按时洗面,如两眉间有散碎小疙瘩时,可先用乳汁涂擦,然后再用毛巾蘸温开水揩拭,可使皮肤光亮,腠理致密,并可预防湿疹。

3. 浴儿之温,务须冷热调和,水温略高于体温即可,洗浴时间宜短,以7~10 分钟为宜,浴久冬则伤寒,夏则伤热。

4. 浴儿之处,需择无风处,开衣解怀,勿对门窗。洗后用干燥软棉拭净,方可穿衣。

5. 乳后食后不可立即浴儿,妨其气血外溢,有碍消化。另外,小儿正患疥疮湿疹时,不可浴儿,妨其脓水沾污,浸染周身。可在健康皮肤处,用甘草120g、金银花 120g 煮水,以毛巾蘸之温拭。

张奇文对理、法、方、药的理解

理和法是属于辨证方面的,产生于四诊八纲;方和药是属于治疗方面的,产生于八法;四者之中的法,更兼有两方面的作用,就是具有从辨证联系到治疗的指导作用。病不论大小,治不论难易,总是离不开理、法、方、药这四个重要环节,四者具备,才会成为一套完整的治疗方案。如果能够做到理明、法合、方对、药当的话,那么治疗一个病,是不会发生偏差的。现将张奇文对于理、法、方、药每个环节的看法,分述如下。

一、理

所谓理,指生理和病理而言。阴阳之消长,五行之制化,脏腑气血之藏泻流行,经络腧腧之循环连贯等一切正常现象,都属于生理范围。凡阴阳相生,五行相克,脏腑失和,经络阻遏等一切变化状态,都属于病理范围。人之一身,内外统一,表里相连,有诸内必形诸外,察其表可知其里。在临床上,即根据其生理之常,而掌握其病理之变,才会作出诊断。如《黄帝内经》云:"赤色出两颧,大如拇指者,病虽小愈,必卒死。黑色出于庭,大如拇指者,必不病而卒死。"北京现代儿科名医宋祚民教授根据《黄帝内经》的这两句话,及早应用预防对策,为治疗小儿病毒性心肌炎创造了好的经验,提高了疗效。拇指大的面积,就是有些气色异常,何至预后这样凶恶? 这正是从气色表现上,察知其为阴阳离决,水来火灭,故诊断为"死证"。诊病应靠全面,不能单凭望诊得出结论,但从这一点,可知是根据生理之常,而测其病理之变了。喻嘉言说:"凡治病不明脏腑经络,开口动手便错。"由此可见生理和病理在诊断上是占着首要地位的。言生理病理,莫详于《黄帝内经》,《汉书·艺文志》评价《黄帝内经》云:"原人血脉、经络、骨髓、阴阳、表里,以起百病之本,死生之分。"所以要讲求生理和病理,不可不读《黄帝内经》。

二、法

所谓法,乃辨证的要领,是疾病发展的规律。《伤寒论》三百九十七法,就是阐明发病规律的大经大法。懂得了这些规律,就会得到辨证的要领。但是,疾病发展的规律,有一般规律,也有特殊规律,一种病,根据病理,向着一定的途径发展,就是一般规律,可用"法中之法"来处理;如果向着其他方向发展,就是特殊规律,必须采用"法外之法"来处理了。如《伤寒论》云:"伤寒,阳脉涩,阴脉弦,法当腹中急痛,先与小建中汤,不差者,小柴胡汤主之。"根据阳涩阴弦之脉,可知病理为荣卫俱虚,木入土中。由此病理,可知"腹中急痛"乃一定的规律,处以小建中汤,乃"法中之法"也。因病不差,而改用小柴胡汤,可知病系荣卫不通,少阳不和,乃特殊规律,又属"法外之法"了。又如《金匮要略》云:"……于法六十日当有此证,设有医治逆者,却一月,加吐下,则绝之。"妇人妊娠,根据生理,六十日当患恶阻,乃一般规律,用桂枝汤以通阳化阴,乃"法中之法"也。今因医治之逆,却一月即发现恶阻,并且加以吐下,又为特殊规律,在处理上,则绝其医药,属"法外之法"了。辨证大法,莫精如《伤寒论》《金匮要略》,所以对这两部经典著作,不可不细加研究。

三、方

所谓方,乃依法而立的方剂,它是与法密切结合的。方以法立,有法就有方。在医籍中,也有有法无方,或有方无法。但是,法与方既不能分割,那就可以从这一方面而推求到那一方面。有法无方,方即存于法之中,可以由法而求得其方;有方无法,法即寓于方之内,可以由方而推知其法。必须方与法合,才是对症之方也。

立方以制,俱有原则,君臣佐使,要有严格而周密的配合。《黄帝内经》云:"君一臣二,制之小也;君一臣三佐五,制之中也;君一臣三佐九,制之大也。"所谓小、中、大之制,是各随疾病的深浅远近而定。用方,应遵其制而合乎病情,更要根据原则,随病情而加减出入,才是等于用方。若漫无原则,任意窜改,那就驳杂支离,漫无头绪,就算一时幸中,也属偶合,而找不出理论根据,所以用方,既要灵活,也要不背离原则。方的运用,在学术派别上,有经方、时方之分;在临床应变上,有大、小、缓、急、奇、偶、复之别;在剂型分类上,有汤、饮、膏、丹、丸、散之异。病有千变万化,方亦层出不穷,所以随病用方,贵在灵活。

中医学历史悠久,方剂繁多,伊圣以来,代有传授。仲景著《伤寒杂病论》,自序云:"勤求古训,博采众方。"他因病立方,精练朴实,功效直截,所以被称为经方。后世诸贤,踵事增华,方剂之多,美不胜收,但也有出于臆造者,故良莠不齐。所以对于医方,固宜广事采集,以求其博,但在应用上,也应审加甄别,以择其精,由博返约,而后臻于精妙。

四、药

所谓药,乃单方的基础,就是组成单方的基本单位。一方之中,对病情占主要地位的,叫作君药;协助君药而增强其力量的,叫作臣药;配合君药而有监制作用的,叫作佐药;调和诸药,或有引经作用的,叫作使药。君臣佐使配伍周密而方成矣。

药物的作用,全在性味。性有寒、热、温、凉、升、降、浮、沉之不同,味有辛、苦、酸、咸、甘、淡各异。由其所禀气味,各得阴阳之一偏,各具五行之一质,人们即利用药的阴阳五行,来调节与矫正人身的阴阳五行,以达到扶正祛邪的目的,此药之为用也。

每一种药物,各具有利害的不同的几种作用,就是既有治病祛邪的正作用,也有损伤机体的副作用。用药要吸取其正当的作用,而避免一切副作用,因而又有炙、炒、煅等的炮制,相畏相使,相反相成的配合。如甘草能令人满,与茯苓同用反能泻满;半夏畏生姜,制以生姜则去劣性作用更大;灵脂、蒲黄能消瘀,炒黑后反能止血之类,都是古人在实践中得出来的宝贵经验,也是应当遵守的。

用药如用兵,一着之差,即有失败的危险。所以张奇文认为在平时要勤学苦练,洞悉药理,谙达药胜,临事谨慎周密,对症下药,自能避免差错。久经锻炼之医,必有独到之处,在用药上,必有得心应手的药味,以收奇效。如善用大黄的,每逞以泻为补之巧;善用人参的,能操以补为泻之权。就是因为他对药的性味功能成竹在胸,操纵自如,得之心而应之手,以收痛快直截之功也。

中国本草,始于《神农本草经》,所载药品,不过三百余种,至明代李时珍著《本草纲目》,集其大成,已发展至近两千种。由国家中医药管理局组织编写的《中华本草》,载药近万种,可谓集中药之大成也。上面说的理、法、方、药是相因而生的,理和法是辨证,方和药是治疗。有了理法的辨证,才会指导方药的治疗。反过来说,通过方药的治疗效果,能证实理法的辨证是否正确。因此,这四个重要环节是互相联系而不可分割的。

对"暑必兼湿"的看法

"暑必兼湿"之论,首见于叶香岩《三时伏气外感篇》,该篇云:"长夏湿令,暑必兼湿……"嗣后不少医家如吴鞠通、章虚谷、丁甘仁等,都把暑、湿混为一谈,有"暑必兼湿"或"暑必夹湿"之论。吴鞠通《温病条辨》谓:"后夏至温盛为热,热盛则湿动,热与湿搏而为暑也。"又云:"温者热之渐,热者温之极也,温盛为热,木生火也;热极湿动,火生土也。上热下湿,人居其中,而暑成矣。""温病最忌辛温,暑病不忌者,以暑必兼湿……""暑与温流虽异而源则同,不得言温而遗暑,言暑而遗湿。"可见吴鞠通对暑的认识,也是认为"暑必兼湿"的。另如章虚谷也同样认为"火湿合化而成暑"。王孟英、柳宝诒等则不同意以上的看法。王孟英在叶香岩"暑必兼湿"论点的按语中指出:"暑令湿盛,必多兼感,故曰挟,犹之寒邪挟湿、湿证兼风,俱是二病相兼,非谓暑中必有湿也。故论暑者,须知天上烈日之炎威,不可误以湿热二气并作一气始为暑也。而治暑者,须知其挟湿为多焉。"柳宝诒也谓:"若谓暑必兼湿,则当夏亢旱之年,暑热偏盛,湿难必得。况湿之可兼者最多,诚以湿无定位,分旺四时,风湿、寒湿,无不可兼;惟夏季之土为独盛,故热湿多于寒湿。"综上可以看出,早在清代,对"暑必兼湿"这一论点,已有争辩,王孟英等力辟此说,指出暑与湿虽多兼感,但非二气并作一气始有为暑,从而使暑、湿的概念,以及二者之间的关系,作了澄清。张奇文同样认为,"暑必兼湿"的论点须要加以进一步明确。对这一问题,张奇文有以下几点看法。

一、对"暑"与"湿"的认识

暑为六气之一,是夏天的主气,乃火热之气所化。《素问·五运行大论》曰:"其在天为热,在地为火……其性为暑。"《素问·热论》又谓:"凡病伤寒而成温者,先夏至日者为病温,后夏至日者为病暑。"从这两段经文来看,"暑",前者乃指夏令的暑热气候而言,后者乃指夏令暑热气候而发生的温病,却称暑病,虽未直接名曰暑温,但实为暑温之意。至吴鞠通乃直名曰暑温,实乃承此意而已。现今温病学讲义则直接指出,因感受暑热病毒而发生的温病称暑温,更为明确。暑温为暑病的一种。"暑",作为一种致病因素来讲,由于气候、地区以及人体条件的不同,致病的范围也相当广泛,诸如中暑、暑疟、伏暑等,皆因暑之为患。从其意义来讲,张奇文认为暑的本身有着突出的季节性。

"湿"也为六气之一,是长夏的主气,但又分旺于四季,是四季中都存在的自然界气候因素之一,它不像"暑"有着突出的季节性。正因如此,湿病的发生也就不仅限于长夏,四季均可发生,其致病的范围相当广泛。中医历来把湿所致病分为两大类型,即外湿与内湿。外湿往往由于久居湿地,或伤于雾露,或汗出沾衣,或被雨淋后而渐发病;内湿常由于久病脾虚,或恣食生冷,或酒茶成癖,损伤脾气,中阳不振,运化失职而引起。暑温病系感受暑邪,病因与湿证不同。但长夏湿令,若复多雨,在天之热、地之湿交蒸之下,湿气充斥,致病者,每多兼湿;若人体内湿素盛,内外合邪,尤易成为湿温或暑温兼湿之证。在二者之中,以后者更为重要。故薛生白谓:"太阴内伤,湿饮停聚,客邪再至,内外相引,故病湿热。"因胃为阳土主燥,脾为阴土主湿,故湿热之邪阻于中焦,以脾胃为病变重心,中气实者病多在胃,而为热重于湿;中气虚者,病多在脾而为湿重于热。湿为阴邪,其性重浊,具有留着、滞腻的特性,因而每易与其他外邪结合起来,形成胶固之势,化痰化饮,皆以脾阳盛衰为转移。金子久谓:"痰之生也本于湿,湿之生也本于脾,脾不鼓舞,气不健旺,遂使水谷积聚为湿,从阴化饮,从阳化痰。"综上引述,可以看出,湿之为患,与人体素禀有着密切的关系,特别与脾胃的关系更为密切。

因此,张奇文认为,暑之兼湿与否,多与患者的体质有关,内因重于外因。此与外伤雨露,坐卧湿地所致之湿病,在病机、症状上有所不同,应加以区别。

二、是"暑必兼湿",还是"暑多兼湿"

要讨论这个问题,张奇文认为,首先应当分清是从哪个方面着眼。如果从自然气候的变化去认识叶香岩《温热论·三时伏气外感篇》的"长夏湿令,暑必兼湿",张奇文认为,这样的立场在大部分地区看来还是正确的。因为夏令雨湿较多,天暑下逼,地湿下蒸,造成了天地阴阳相交,暑湿相因的气候变化,要说"暑必兼湿"也未尝不可。但叶香岩在"长夏湿令,暑必兼湿"之后,提出"暑伤气分,湿亦伤气……"之语,这显然并不完全是从自然气候中暑与湿的关系来论断的,因此,也就无怪乎遭到王孟英的批判。至于后世不少医家,如章虚谷、吴鞠通等,把暑、湿混为一谈,将"暑必兼湿"这一论点作为暑温的一个病机来阐述,张奇文认为,这种绝对化的见解,实在有澄清的必要。各地在治疗流行性乙型脑炎工作中,均认为西医所说的流行性乙型脑炎,根据其发病季节及其临床表现,多应属于中医学"暑温""伏暑""暑风""暑厥"的范畴,如果承认了"暑必兼湿"或"热必兼湿"这类病机,在乙型脑炎治疗中,张奇文觉得将不无流弊。

究竟是"暑必兼湿"还是"暑多兼湿"？张奇文同意王孟英的"暑多兼湿"的评论,不同意"暑必兼湿"的立论,更不同意"热必兼湿"的变论,其理由如下。

(一) 从"暑温"的证治来看,"暑必兼湿"之论殊不尽然

暑温这一病名,首创于吴鞠通,在吴氏所著《温病条辨》的暑温证首条却言:"形似伤寒,但右脉洪大而数,左脉反小于右,口渴甚,面赤,汗大出者,名曰暑温,在手太阴,白虎汤主之。"认为口渴是火烁津液之故,面赤是火现于面……总之是火热炽盛,火盛克金之证。主以白虎汤,以为白虎乃秋金之气,所以退烦暑,并谓"白虎为暑温之正例也,其源出自金匮,守先圣之成法也"。从吴氏这一节所述证脉表现,完全是热在气分,阳明经热炽盛,而无湿证。仲景成法之主要精神,在于辨证施治,若有湿邪,当有湿证可凭,不能单凭想象臆造。白虎汤辛凉泄热,甘寒救津,并无治湿证的作用。"……身重者,湿也,白虎加苍术汤主之",才是暑温兼湿的证治。由此可见,吴鞠通在临床辨证上,还是将暑温与暑温兼湿之证分别施治的。因此,"暑必兼湿"之说,殊未尽然。

(二) 从乙型脑炎的诊疗经验看,"暑必兼湿"之说,殊未尽然

从近年来各地治疗乙型脑炎的经验来看,也并非"暑必兼湿"。乙型脑炎

从其发病季节和临床表现来看，多属于中医学"暑温"的范畴，上面已经提及，在临床辨证中，各地多认为分辨暑温偏热、偏湿，实为指导治疗成败的关键。1954年石家庄以清热解毒养阴立法，主以白虎汤、清暑败毒饮等，取得显著疗效，这一类型的乙型脑炎，就很难肯定是"暑必兼湿"。而1956年北京地区发生的乙型脑炎，初用石家庄治疗暑温偏热的经验，疗效较差，后改用通阳利湿，芳香宣透法，疗效就十分理想，这些无疑是兼湿的类型了。由此可见，同为乙型脑炎，而病无定情，治无定法，不可仅执一端，而概其他。即使在同一年内，同一地区所发生的乙型脑炎患者，也应该辨证施治，不能一概而论。关于这一点，张奇文十分同意北京中医学院（现北京中医药大学）方和谦医师在"参加流行性乙型脑炎防治工作的点滴体会"一文中所提到的，季节气候的演变与乙型脑炎的发病证情，是有着密切关联的。六淫的邪气伤人，六气而只感一气就可发生一气之为患；如感两气以上的则可有两气以上之病证，随其素质与所受邪气之轻重多寡以为转机。虽然本病是符合"暑温""伏暑""暑风""暑厥"的疾患，而张奇文对于前人的"必先岁气，勿伐天和"的示戒，还不应当机械地拘守固执，必须根据辨证施治原则，结合病情灵活对待，才不致发生错误。

下面列举张奇文参加乙型脑炎治疗的两则病例，以证实之。

病例一：

肖某，女，7岁。1963年8月13日入院，经西医确诊为流行性乙型脑炎（重型）。

1963年8月13日上午诊查，头痛昏睡六七天，高热39.7℃，神昏，谵语，阵抽，角弓反张，呕吐，身热无汗，大便四五天未行，小便短赤，面赤，舌质红绛，苔黄，脉数有力。病毒充斥表里，弥漫三焦，里实，气机壅塞，急以大剂清热解毒，清里通腑之剂。生地黄15g，生石膏15g，黄芩6g，生栀子9g，牡丹皮9g，犀角（现以水牛角代）4.5g，连翘9g，玄参15g，知母9g，龙胆草12g，赤芍9g，甘草6g，芒硝9g，大黄9g，紫雪丹0.9g（另外冲服）。三剂，共煎频服。

8月14日上午，药后体温降至37℃，神志半清，大便色黑结硬，舌质红，苔黄，脉仍数。腑气得通，里热得泄，仍拟清热解毒之剂。生地黄15g，生石膏15g，黄芩9g，黄柏9g，栀子9g，牡丹皮9g，犀角（现以水牛角代）4.5g，连翘9g，玄参15g，知母9g，龙胆草12g，赤芍9g，紫雪丹0.9g（另外冲服）。二剂，共煎频服。

8月15日上午,神清热退,肢倦乏力,二便通利,舌红微干,脉略数,热退护津,增液汤加味。生地黄15g,玄参15g,天冬9g,沙参15g,知母6g,生石膏15g,连翘9g,鲜芦根30g。二剂,共煎频服。

患儿于8月17日诸症悉除,病愈出院。

病例二:

孟某,男,6岁。1963年8月13日入院,经西医确诊为流行性乙型脑炎(普通型)。

1963年8月13日上午初诊,发病4天,嗜睡懒言,呕吐,面垢神疲,发热38℃,大便不畅,小便略黄,头痛,项微强,舌质淡红,苔白腻,脉濡数。证属暑湿夹感,以湿为重,初欲化热,拟取清热化湿。薏苡仁12g,苏梗4.5g,杏仁9g,枳壳9g,郁金4.5g,滑石9g,白豆蔻4.5g,连翘9g,鲜芦根30g,黄芩6g,木通3g,甘草3g。二剂,共煎频服。

8月14日上午,药后身热已退,体温37℃,出汗较多,腹微胀,大便未行,小便亦少,手足心热,舌质淡,苔白腻而润,脉濡数。仍从上法,原方加谷芽9g。二剂,共煎继服。

8月15日上午,药后腻苔已退,体温同昨日,腹部仍胀,手足心热甚,大便仍未行,脉数。腑结,拟下剂:大黄6g,芒硝9g,枳实9g,木通9g,竹叶9g,滑石12g。连服二剂,后剂加麻仁9g,至8月17日大便得通,腹胀立减,体温降至36.8℃,精神转好,食欲亦增,停药治愈出院。

从上述两例患者可以看出,同属乙型脑炎患者,且是同年同日入院,其临床表现显然不同。病例一高热神昏、阵抽、便结、苔黄、脉数,显然证属邪热炽盛,气血两燔,其临床表现,并无湿象可寻,故以大剂清热解毒,兼通腑气,得燥湿而热退神清,很快治愈。病例二嗜睡懒言、面垢神疲、腹胀、苔腻、脉濡数,显然是偏湿的证型,故以清热利湿,芳香宣化之剂而收功。由此可以证明中医研究院蒲辅周老大夫的"中医治疗暑温不能一法、一方、一药,中医治疗乙型脑炎也就不能一法、一方、一药"的看法,是何等的正确。

在此附带说明一点,在张奇文所治之乙型脑炎中,不少患者应用了白虎承气、导赤承气、宣白承气等通里治法。临床证明,通里一法是治疗本病的一个紧要环节。暑温病虽然有不必用下的说法,原为防其因直下伤阴,若见热结里实,烧灼胃阴,必使里热下行,以救胃液,并疏通火府,不使热结而伤下焦之阴。吴鞠通有"急下以存阴"的卓见,《黄帝内经》有"不下通者死"的训诫,都说明了当下必下,不能一成不变。上举两例,也会兼用下法,就是这个道理。

三、"暑必兼湿"与"热必兼湿"

"热必兼湿"之说,很可能是从"暑必兼湿"推衍而来。根据"温者热之渐,热者温之极"的病理演变来看,暑温证既不必定兼湿,治至化热阶段,则更不一定兼湿了。却初病为热重于湿的兼湿病证,渐至热盛之时,灼液耗阴,湿去而化火燥者有之。总须以临床症状为凭,不应单凭想象。

总之,张奇文认为,由于暑温一证,多发于夏至节以后,天气炎热,地气源湿,人在气交之中,易于暑湿二气同感,因而"暑多兼湿"。但如果湿轻热重,则每能化火化燥,灼液伤津,湿已不复存在,在此阶段,临床症状上见不到湿的表现,其病机也就不定,还是"热必兼湿"。若天气亢旱,烈日炎炎,暑热之气感人而病者,一发却气分邪热炽盛,继则表里皆热,气血两燔,这类病例很少有兼湿的表现。另外,由于地势之高卑,气候之燥湿,禀赋之偏盛,宿疾之不同等原因,因而暑湿的兼证,也并非绝对一致。所以,张奇文认为,"暑必兼湿"或"热必兼湿"的论断,皆不能概括全面。兼湿与不兼湿当以患者的临床表现为依据,而进行辨证施治,不可执其"暑必兼湿"之说,而将"暑温"病的治疗绝对化起来。

"肺胃肠相关论"与"肺胃肠相关病"
——张奇文兼议中医儿科临床研究中存在的问题

"脏腑相关"学说是祖先长期与疾病作斗争的实践经验总结,是中医学宝库中整体观念的精髓。经脉脏腑相通,脏腑表里相连,"司外揣内"知病,数千年来,一直指导着中医临床的实践。《灵枢经》提到,"肺合大肠""肺手太阴之脉,起于中焦,下络大肠,还循胃口,上膈属肺",以及《素问·咳论》提到,"肺咳不已,则大肠受之",都明确指出了肺、胃、大肠脏腑相关的经络关系。

张奇文自 1998 年 9 月 19 日在潍坊市自筹资金办起了"百寿堂"中医专家门诊。所诊病例,都随时将姓名、住址、联系电话、病情、处方用药等输入电脑。截至 1999 年 9 月 19 日,整整一年,诊病 11955 人次。其中男性 4258 人次,女性 7697 人次。1~14 岁儿科患者 3074 人次,计:初生儿 17 人次;婴儿193人次;幼儿564人次;学龄前1370人次;儿童933人次(小儿年龄分期见王伯岳、江育仁主编《中医儿科学》)。从所涉及的病种分析,上呼吸道感染等呼吸系统疾病1619人次;胃肠消化系统疾病747人次。其中肺胃肠相关疾病(既有上呼吸道感染及呼吸系统症状,又有厌食、腹痛、便秘等消化系统病证,且反复交替发病的便秘证型患儿)则占418人次。在对这部分患儿的诊治中,张奇文体会到,"脏腑相关"学说有三个方面的实际临床含义:一是经络与相关脏腑在生理上有着密切联系;二是脏腑病理变化可通过"有诸内必形诸外"的理论,提供相应部位临床指征,丰富中医儿科临床诊断的内容和依据;三是经络脏腑相关论与"脏腑同治"是提高中医疗效的探索途径。由此,对中医儿科现代临床和实验研究的"切入点",张奇文提出以下看法。

一、肺胃肠相关疾病在儿科临床的表现

肺胃肠相关疾病,从以上临床病例统计中可见,其发病率占儿科门诊患者的比例较大,如果再加入除便秘之外的其他儿科肺胃肠疾病,为整个儿科门诊就诊患儿的一半以上,其临床表现如下。

1. 反复的上呼吸道感染。发烧、流涕、咳嗽、喘憋、鼻炎、扁桃体肿大、支气管炎、肺炎等肺系症状,因此而住院者,多者1个月内4~6次,少者1个月内至少2次,经用抗生素及激素退烧后,但肺、胃肠症状仍不除,咳嗽多在早晨、晚上,季节交替、气候多变之时极易发病。

2. 经常性的厌食、便秘。厌食蔬菜(包括恶食、不嗜食、不思食、不饥不纳等),喜食雪糕、冷饮、甜食。大便数日一行,颇似羊粪,重者合并肛裂、便血及其他消化道症状,大便稀溏,一日数次者占少数,大便完谷不化者占多数。均未统计在418例之内。

3. 患儿多面黄、消瘦、头毛作穗、发柔细偏黄、目下青。然体胖儿也有之,便秘、扁桃体化脓者多见。

4. 舌苔白腻满布或薄白苔满布,其分布尖薄根厚,有的出现地图舌,大小形态不一;舌质红或红带微绛,舌下静脉瘀阻。也有光亮无苔者,偏阴虚火旺者居多。儿童有齿印者占多数。

5. 腹痛在儿童中多见,自述痛在胃口者多,绕脐痛者也有,婴幼儿多喜俯卧。

6. 多数扁桃体增大,呈慢性增殖性改变,形状不一,高低不平,粘连充血多见,化脓者占1/5。

7. 夜间头汗频频,重者如"笼蒸"。

8. 夜卧不安,磨牙、呓语、蹬被、辗转反侧,婴幼儿易夜啼。

9. 婴幼儿指纹的虎口部位多见紊乱、分支入掌。

二、肺胃肠相关病病因学初探

(一) 喂养失调

在此组病例中喂养失调是最常见的病因。鉴于小儿"脾常不足,肝常有余,肺脏娇嫩"的生理特点,因喂养失调,饮食积滞所致之肺胃肠病,占门诊患者的多数。在追问病史中,多数患儿均有偏食现象。高热量、高蛋白饮食相对偏多,蔬菜、水果之类相对偏少。便秘为此类患儿常见症状之一。本组观察的病例中,便秘者占434例,其中婴儿12例;幼儿95例;学龄前242例;儿童85例。

(二) 抗病力低下

反复上呼吸道感染是肺胃肠相关病的特征。其根本原因,除以上提到喂养失调外,其他原因尚有:①寒温失宜;②抗生素滥用;③激素滥用;④吸收功能紊乱,钙、锌、镁、铁、锰等微量元素摄入不足;⑤营卫不和,过敏性疾病增多。

(三) 内环境菌群失调

由于抗生素的滥用,致使小儿内环境非致病菌群失调,大肠杆菌菌株抑制、灭株、变异等,随着抗生素的不断更新换代,在病史追问中,凡使用广谱抗生素时间长者,便秘症状十分突出。有的患儿一次住院,竟用抗生素十几种之多。

三、对肺胃肠相关病治疗立方遣药的探讨

(一) 提出问题

其一,张奇文认为,过多强调中医理论的现代实验研究,冲击了对中医自身规律的研究,动摇了对传统中医理论科学性的信念,削弱了中医理论对临床的指导作用。在未弄清中医固有的概念内涵之前,亦步亦趋地采用证实性研究的方法。在国内期刊上小儿呼吸系统疾病和小儿消化道系统疾病临床指南中,多是使用西医的病名,而采用中医方法或中西医结合的方法治疗。在立方遣药上,对此类病证采用的方法,辨证论治体现中医理法方药者固然不少,但需要注意的是,依据西医理论,根据想象和实验室指导应用中药的现象也屡见不鲜,比如治疗肺系感染引起的高热、咳喘等清热解毒药,是否与西医的消炎、抗病毒、抗感染等,被看作是同义语,或理解为作用相似? 抗生素静脉滴注,外加清热解毒等方

药汤剂内服,是否应称之"中西医结合"? 对某名老中医的一个经验方,通过抑菌实验、抗病毒实验,得到阳性结果,是否就可以断定此方"具有显著的抗感染作用"?

其二,众所周知,中药的疗效,除取决于中医组方配伍要依据理法方药辨证论治外,中药的质量(包括产地、炮制、制剂等)也至关重要。仍以肺胃肠相关病常用药为例,贝母有川贝母、伊贝母之分,而川贝母中又有松贝母、炉贝母、青贝母、平贝母之别(规格分为松贝母一、二等,青贝母一、二、三等,炉贝母一、二等),不但其形状、大小、价格不同,而且其作用、味道均有明显差别。然而在一年上千篇临床报道组方中,凡用贝母者,仅有川贝母和浙贝母的限定,而很少加其他不同产地的注解。不仅川贝母如此,其他常用的中药如麻黄、杏仁、枇杷叶、紫菀、款冬花、百部、山楂、神曲、麦芽等,是生用还是炒用,是酒炒还是醋炒,是炙用还是焦用,作者或编者均省去注脚;桑叶、菊花、薄荷、生石膏等,是先煎还是后入,不少论文缺乏交代,中药制剂缺乏每支或每片内相当于生药的含量,如此介绍,难怪经不起重复。其经验又如何推广为他人所用? 医药不分家,要想提高疗效,必须注重中药的质量。张奇文回到故乡潍坊,先建"本草阁",后建"百寿堂",聘用有经验的已退休的名老中药师,以传、帮、带的形式,言传身教,口传心授,在实践中带出了一批青年中药工作者(包括部分中医药院校毕业的学生)。遵循中医辨证论治的法则,再应用质量好的中药,是提高临床疗效的关键。

其三,随着西医学研究的不断深入,中医学研究试图借用西医学的研究成就,证实中医的基础理论,并使之提高和升华,以赶上时代发展的步伐,这种愿望是无可非议的。应该相信,中医的很多理论是可以证实的。如藏象学说中的五脏,都是古人以最原始的解剖方法发现并命名的,其中部分功能也是以解剖学为基础的。如心主血脉、肝藏血、肺司呼吸等,早已被现代医学所证实。但有些理论如肾与耳的关系、肺与肠的关系、肺与胃的关系等,就与现代医学中的解剖实体有着本质的区别。用现代的实验方法开展对脏腑之间关系的研究,在动物模型制备、实验方法选择等方面,就决不能以现代医学中的"脏"附会中医学中的"象",当然也不能用中医学中的"象"来说明现代医学中的"脏"。应该弄清中医基本概念的内容,完整准确地介绍给中医界以外学科科技工作者,共同组织协作攻关,才有可能在经络学说研究取得重大进展之后,对上述中医理论问题有所突破,逐步弄清人体生命科学的奥秘。而不像有些人在尚未动手研究之前,就借用某些神经病学中的记载,企图从脊髓的交感与副交感神经系统的分布,来说明肺与大肠相表里的科学性。"支气管哮喘发作时,对氨茶碱静脉滴剂有不良反应者,可改用氨茶碱 0.5g,加 10% 水合氯醛及温水各 10mL,保留灌肠对午夜后易发病者尤为适宜",试图用这种疗法来证实"肺与大肠相表里"的科学性和实用性,其结论未免使人感到苍白无力。墨尔本皇家理工大学(RMIT),是一所有 120 年历史的世界名牌大学,在有人问它的校长为什么要建立中医学院时,这位校长的回答是"为了从多方面对神奇的中医药学开展多学科研究"。

(二)治疗原则

肺胃肠相关病治疗中的立方遣药问题,张奇文认为,首先应确立在中医的辨证论治的前提下,本着"宣肺勿忘解表,清肺勿忘清肠,止咳勿忘化痰,化痰勿忘运脾,润肺勿忘养胃,标去勿忘培本"的治则,虚心借鉴古训和各位名老中医的经验,在反复的临床实践中对比、观察、求索,方能灵活地根据患儿的不同情况,使理法方药结合得丝丝入扣,以提高对该病的治愈率。近代开展的对中药药效学实验研究,如抗病毒试验、抗细菌试验、解热试验、镇咳试验、化痰作用试验……以及清热作用、抗炎作用、固表作用、抗过敏作用、增强免疫作用……用大黄法或利血平法建立小鼠脾虚模型,用人工发热模型造型法制备发热病理模型,用现代微量元素测定方法,采用"缺什么补什么"的方法,研究中药中微量元素含量较高的药物等现代的实验方法和思路,应该说对中医"证"的研究,大大地向前推进了一步,但作为指导临床辨证论治来讲,张奇文认为,有的可取,有的则不可取,不能一概而论。

(三)治疗心得

1. 肺胃肠相关病治疗中"宣肺与解表同步",是在中医学"天人合一""肺合皮毛"理论指导下,经过长期用人体做"实验"得出的结论。张仲景的无汗、脉浮紧用麻黄,有汗、脉浮缓用桂枝;以及叶天士"温邪上受,首先犯肺""上焦之病,当属表中之里",都是通过应用于无数患者后,在反复的临床观察、比较、总结中得到的理论升华。对上呼吸道感染等肺系疾病,由于胃肠功能失调而频繁发病的"复感儿",在宣肺解表的同时,加入消导助运之品,并非违背组方法度。相反,以其"表里双解",使得退烧更快,其他症状也随之消失。值得注意的是,春暖、夏热、秋凉、冬寒,"长夏多湿""秋季多燥",随着季节的不同,在选方用药时,应按时论治,灵活变通。根据地域气候不同,而用药各异,正是中医的特色。潍坊在山东半岛沿海地区,张奇文认为,在初春隆冬,或秋冬气候交替之时,用张仲景的六经辨证结合脏腑辨证,治疗小儿肺胃肠相关病,往往取得满意的疗效。如麻黄、桂枝、小青龙、小柴胡、麻杏石甘、葶苈大枣泻肺、桂枝龙骨牡蛎、竹叶石膏、白虎、承气汤，如能参透其制方精义，不拘病之命名，惟求证之切当。确有圆机活法，如在季春、暑夏、孟秋季节，在用仲景方的同时，根据肺胃肠相关病的不同表现灵活使用，更能感到中医药学辨证论治中的丰富多彩。不论经方、时方，不分季节先后，在主方中加入焦三仙、谷麦芽、鸡内金、砂仁、白豆蔻、陈皮、炒枳壳等快胃、醒脾、理气之品，对小儿脾胃功能的改善能得"知己"之效。

2. 肺胃相关病"清肺与清肠并举"，是在"肺与大肠相表里"的理论指导下，经常对便秘患儿施用的治疗方法。降肺火必须通大肠，清心火必须利小肠。肺火不降必上攻咽喉，大便干结必邪无出路。在便秘型"复感儿"中，如何保持大便通畅，是防止复发的关键所在。在用药中，酒大黄泡水另入，瓜蒌加芒硝是常用之法。至于食积、宿食用二丑，顽痰、寒凝用巴豆，也简或用之，"有故无殒，亦无殒也"。

3. 肺胃肠相关病"止咳化痰与健胃和脾交替应用"，是巩固疗效防止复发的关键。张奇文十分同意江育仁教授提出的"健脾不在补而在运"的治疗原则。古人所云"脾为生痰之源，肺为贮痰之器"，痰、咳、喘与中医学所指的脾胃有着密切的关系，运脾即化痰，和胃亦可止咳，其理均来自《素问·经脉别论》"饮入于胃，游溢精气，上输于脾，脾气散精，上归于肺"，以及"肺朝百脉""肺主一身之皮毛"的理论。

4. 肺胃肠相关病，巩固治疗是当前值得深入研究的课题之一。扁桃体反复感染如何使之变小；过敏性鼻炎如何使其控制发作；咽源性咳嗽如何得以迅速缓解，张奇文认为，都是脏腑相关论的人与自然环境的统一（即天人合一）在小儿疾病中的体现。随着社会的进步，儿童神经、精神、心理疾病的增多与肺胃肠相关病又有着内在的关系。巩固治疗是研究的重点，扶正培本是巩固的关键，肺、脾、肾三脏，胃、小肠、大肠三腑，"发病治标，平时培本"，内治、外治结合，是今后继续研究的方向。张奇文采用耳穴放血、灯火灸、贴敷、热熨、雾化、扁桃体局部用药、肛门给药退烧等外治方法，已经取得了一些经验。

"论治"和"施治"

辨证论治和辨证施治，在书籍和刊物上常常作为意义相同的通用术语，有的称辨证论治，如《蒲辅周医疗经验》《岳美中论医集》及秦伯未《辨证论治浅说》等；有的则称辨证施治，如《黄文东医案》《刘惠民医案选》，以及上海中医学院（现上海中医药大学）编写的《辨证施治》等；还有的在同一本书或同一篇文章中,辨证论治和辨证施治互用。"论治"和"施治",究竟哪个能确切地表达其精神实质?张奇文带着这个问题翻阅了一些手头资料,并请教了一些中医老前辈,虽然众说不一,但多数认为用辨证论治较辨证施治似妥。其理由是:"论"和"施"从字义上是有所区别的。"论",有议论、讨论的含义;"施",有行施和实施的含义。"论治"似包括的内容较广,且具有一定的灵活性;"施治"似乎字义肯定,范围较窄,没有变化的余地。

所谓辨证论治,质言之,辨证就是如何去认识疾病,巧妙在"辨";论治就是怎样来确定治疗,巧妙在"论",辨和论是中医理论在临床实践中的具体运用和体现。清代喻嘉言在他写的《寓意草》中强调"先议病,后议药",实际上也就是辨证论治的具体内容概括,议病就是辨证,议药就是论治,不论是病还是药,必须通过议,也就是辨和论,而不是简单地把辨证看作是辨别症状,把论治看作是对症施治,其内容是多方面的,故用辨证论治似乎更能表达其精神实质。

对"分型施治"的商榷

辨证论治是中医认识疾病和诊治疾病的基本原则,也是中医学术的特点,历来被称为中医学术中的主要精华。"分型施治"有人亦称为"辨证分型",是开展中西医结合过程中出现的一种临床分类诊治方法。它将中医学的辨证和西医学的分型结合起来,根据一个病不同的临床表现,按病因、病机、证候分成若干证型,提出主证、主方、主药,用以代替辨证论治。这种分型定型的方法,在中医专著和临床报道中已比较多见,特别是一些中西医结合的临床总结,多半是以分型施治来介绍和推广经验。这种分型定型方法,看起来眉目清楚,便于西医学习中医,便于临床观察,便于总结经验,有一定的好处。但应该看到,由于分型施治的广泛应用,使中医学的辨证论治陷入了公式化,把千变万化、错综复杂的病证,框入三四十个分型之中,背离了辨证论治的根本精神,改变了中医学术的本来面目,给临床、科研和教学带来了不少弊病,张奇文对此提出了讨论如下。

一、"分型施治"失其辨证论治的精神实质

辨证论治是医生根据患者的临床表现,在进行周密观察、综合分析的基础上,将理论知识与临床实践紧密地结合起来,对疾病作出正确判断和处理。辨证

论治的正确与否,是治疗成败的关键。这里不仅需要医生熟练地掌握辨证论治的纲领及理法方药知识,还必须有丰富的临床经验,这样才能敏锐而又果断地洞察疾病的症结所在,从而将辨证与论治结合得丝丝入扣,恰到好处。在此过程中,除审时度势、度量权衡外,还要谨守病机,做到有胆有识,把人、病、证三者统一起来,把人和环境统一起来,因人、因时、因地制宜地全面考虑,正确地判断正邪消长的关系,不失时机地进行恰当的处理,才能收到好的治疗效果。

"分型施治"与辨证论治在概念上并非完全等同。型者,形也,如用土作坯,形之以框,是人为地划定框子。有些分型并不能反映临床实际,往往以偏概全,使用起来似有对号入座之嫌。何况,各有各的分型,各有各的经验,致使一种病就有十多种分型方法,使人无所遵循。以病因定型者,则往往忽视病机;以病机定型者,则往往忽视病因。如果说分型的目的仅是为了给人以概念,须在临证时灵活掌握,也并非没有实际意义。但有些分型方法,根本不是什么辨证分型,而是中西概念混杂,东拼西凑,完全是为分型而分型,如在辨证分型中前面是中医的术语,湿热型、气滞血瘀型,而后面或中间又出现休克型、穿孔型、化脓型、尿毒型、高血压型等,完全是按西医的病因病理分型,且只字不提舌苔脉象和表里寒热虚实,试问,这样的分型,中医何从辨起?即使有型可分,又该如何指导临床用药?因此,张奇文认为,这样做的结果,失去了中医辨证论治的精神实质,对中医学术的发展,不但不起推动作用,相反会南辕北辙,使人无所适从。

二、分型定型使辨证论治的路子越走越窄

人有强弱异同,病有千变万化,若按阴阳脏腑寒热虚实定型,多不过几十个框框,形成公式化、概念化。如阴虚型、阳虚型、阴阳俱虚型;气虚型、血虚型、气血双虚型;脾虚型、肾虚型、脾肾两虚型等,诸如此类的分型方法,可说是司空见惯,其结果,只能使中医的辨证论治庸俗化。完全不同的疾病,可见于完全相同的分型。虽然中医有异病同治之说,但细察其分型的内容依据,不少的报道只有共性没有个性,只有发生没有发展,只有定型没有变化,因此不符合临床实际,经不起他人重复。也有的报道列举典型病例,首尾并非原始治疗经过,将其某一阶段的用方作为全病程的处方用药,试图证实其分型的正确,其中病情的发展变化,更方易药,全然不提,似乎病随型生,药随型定,因此就很难符合临床实际。这样的"典型"病例,亦只能示人以"典型"而已,并不能使人窥其疾病的全貌,列举是没有多大实际意义的。由于病情的曲折变化,人体的体质不同,临床上多

是本着"有是证,用是药"的原则,"谨守病机""随证治之"。实际上病随型生者往往少见,因此在总结病例时,应该实事求是地反映临床实际,既要有正面的经验,也要有反面的教训;既要有常法,也要有变法,客观地总结疾病的规律。在某种意义上说,所谓辨证,也就是辨其疾病的变化规律,疾病若不变化,也就没有辨证的存在了。鉴于以上所谈,张奇文认为,在总结每个病的辨证论治规律时,既要写出常证常法,也应写出变证变法,做到知常达变。辨证可以有几条辨几条,理法方药如实写出,不一定框之以"型"字,力求符合临床实际,便于灵活运用,这样才能对发展中医学术有所裨益。如果每个病都框上三五个型,似乎除此以外就无证可辨,势必使辨证论治的路子越走越窄。

三、"分型施治"不能反映疾病的发展变化

任何疾病的发生发展,都有其一定的规律性,但疾病并非静止不变的,而是受正邪消长的影响,无时无刻不在发展变化之中,慢性病是如此,急性病更是如此。因此,处理疾病就应该随机应变,因势利导。

《伤寒论》虽以六经分证,但并非划定六个证型一成不变,而是以表里寒热虚实来分析正邪消长的关系,以传变、合病、并病等来说明疾病的发展和变化,三百九十七法,一百一十三方,逐条加以辨析,体现了仲景所说"观其脉证,知犯何逆,随证治之"的辨证论治精神。《温病条辨》虽以三焦和卫气营血辨证,之所以称为条辨,而不划为卫分型、气分型……正是说明温病的发生发展,无时无刻不在变化中,上午在卫分,下午可能到气分,有的则卫气互见,有的则气营相兼,硬要划分型是难分难定的。特别是小儿的一些急性热病,就很难把证型定得恰如其分,因为受生理病理的影响,小儿发病的特点,往往是起病急骤,变化迅速,易寒易热,易虚易实,故临床上有"走马看小儿"之说。作为一个儿科医生,在处理小儿疾病时,更应做到随机应变,不能仅靠一次辨证定型,而守方用药始终,这样会贻误病机,延误治疗,带来很多弊病。

总之,"分型施治"是一种按图索骥的办法,它与辨证论治的精神是相悖的。因为它不能反映中医学术的全貌,不符合中医临床的实际,一些初学中医的同志应用此法,往往"对号入座",使中医的辨证论治庸俗化、公式化,不利于中医学的继承和发扬,故提出来讨论。

第三章　医案选录

第一节　内科疾病

一、外感病证

咳　嗽

案 1

患者:黄某,男,24 岁。2016 年 10 月 24 日初诊。

病史与诊查:咳吐黄白痰 2 月,吐痰黄白而汗出。晨起尤甚,用消炎抗菌止咳化痰药,效不显,头易出汗,舌下脉络瘀阻,舌淡红,苔薄黄腻,脉滑数。

辨证:肺脾虚弱,痰热蕴肺。

治法:补肺健脾,清热化痰。

方药:生黄芪 40g,防风 10g,焦白术 18g,生牡蛎 30g(包煎),生石膏 30g(包煎,先煎 10 分钟),炒杏仁 10g,炙麻黄 10g,小青贝母 10g,桔梗 6g,炙百部 15g,炙冬花 15g,炙紫菀 15g,前胡 10g,玄参 18g,炙甘草 6g,柴胡 15g,酒当归 15g。15 剂,水煎服,日 1 剂,早晚分服。

二诊:2017 年 1 月 11 日。咳嗽已明显好转,舌红,舌下脉络瘀阻减轻,脉缓。

方药:生黄芪 45g,生龙骨、生牡蛎各 30g(包煎,先煎 10 分钟),生白术 15g,高丽参 15g(先煎 10 分钟),炙麻黄 10g,炒杏仁 10g,生石膏 30g(包煎,先煎 10 分钟),小松贝母 10g,炙百部 15g,炙冬花 15g,炙紫菀 15g,柴胡 15g,酒黄芩 10g,川麦冬 15g,玄参 18g,酒当归 15g,炙甘草 6g。15 剂,水煎服,日 1 剂,早晚分服。

点评:患者咳嗽两月,病久及脾,清热化痰同时需健脾益肺。清热不忘滋阴,补肺也当宣肺。另《神农本草经》云:当归味甘温,主咳逆上。酒炒用之,上行入肺,化痰止咳,其效更著。治疗咳喘以宣、清、降为主,不可随意止咳。

案 2

患者:冯某,女,29 岁。2014 年 6 月 3 日初诊。

病史与诊查:怀孕5个月,感冒3周,未发烧,只咳嗽,吐黄痰,声音嘶哑,嗓子痛,下午甚,舌淡红,苔薄黄,脉滑数,脉左手大,右手弱。

辨证:内有痰热,外感风寒。

治法:宣肺散寒,健脾清热,化痰止咳。

方药:炙麻黄10g,炒杏仁10g,炒牛蒡子10g,射干10g,元参15g,麦冬15g,柴胡10g,酒黄芩10g,炙百部10g,炙冬花15g,炙紫菀10g,小松贝母10g,焦白术15g,桑寄生15g,砂仁6g(后入),炒续断15g,鱼腥草20g,炙甘草6g,炙枇杷叶10g。6剂,水煎服,日1剂,早晚分服。

二诊:2014年6月9日。嗓子不痛,咳嗽已止,左手脉大。

方药:炙麻黄10g,炒杏仁10g,炒牛蒡子10g,炙枇杷叶10g,太子参20g,焦白术15g,茯苓20g,酒黄芩10g,桑寄生15g,炒续断15g,炙甘草6g,砂仁10g(后入),鱼腥草30g,干姜6g,北五味6g,辽细辛5g。6剂,水煎服,日1剂,早晚分服。

点评:孕期咳嗽日久,恐伤胎元,而以焦白术、桑寄生、砂仁、炒续断安固胎气,以防胎动不安,妙用一味黄芩,既清肺热又能安胎。孕期用药中病即止。

二、肺病证

咳　嗽

患者:隋某,女,70岁。2014年6月3日初诊。

病史与诊查:咳嗽反复发作10年余,咽干痰少,难以咯出,大便干结,舌红,苔黄厚腻,脉弦滑。

辨证:阴虚肺热,痰火蕴结,大便干结,痰难咳出。

治法:滋阴清肺泻火,降气化痰止咳。

方药:法半夏15g,紫苏梗、藿香梗各10g,茯苓15g,炒枳壳15g,佛手10g,木瓜6g,青皮、陈皮各10g,姜竹茹10g,射干10g,小松贝母10g,炒莱菔子15g,酒黄芩10g,川黄连10g,柿蒂10g,醋香附10g,广木香6g,玄参30g,川麦冬30g,炙枇杷叶10g,薄荷10g(后入)。10剂,水煎服,日1剂,早晚分服。

二诊:2015年10月9日。咽干减轻,痰易咯出,大便正常。

方药:上方加柴胡10g,继服8剂。

三诊:2015年10月26日。诸症皆轻。

方药:玄参 30g,川麦冬 30g,天冬 15g,南沙参 30g,太子参 15g,紫苏梗、藿香梗各 10g,炙枇杷叶 10g,炙桑皮 10g,柿蒂 10g,醋香附 15g,佛手 10g,炒枳壳 15g,法半夏 10g,郁金 15g,炙甘草 6g,知母 10g,生石膏 30g(包煎,先煎 10 分钟),旋覆花 15g。8 剂,水煎服,日 1 剂,早晚分服。

点评:初治降气清热化痰,继而养阴滋肺润肠。张奇文辨证,切中肯綮,因证而治,效果当显。

哮 喘

患者:刘某,女,65 岁。2010 年 8 月 15 日初诊。

病史与诊查:自幼哮喘,反复发作,有时咽痒咳嗽,伴眩晕面肿及下肢水肿,不想喝水,小便数而不畅,舌淡红,苔厚白,脉弦细。

辨证:气滞痰阻,客于肺则咳嗽。上干清窍,则头晕喉痒,眼前发黑。肺失宣降,水泛肌肤则水肿。

治法:宣肺平喘,理气化痰,利水消肿。

方药:柴胡 15g,炒苍术 15g,姜厚朴 10g,炒杏仁 10g,地龙 10g,橘红 10g,姜半夏 10g,醋香附 15g,天仙藤 30g,黑豆衣 15g,益母草 30g,路路通 15g,炙冬花 15g,前胡 10g,甘草 6g,炙麻黄 6g。7 剂,水煎服,日 1 剂,早晚分服。

二诊:2010 年 8 月 23 日。未再犯哮喘,也未咳嗽,已不眩晕,浮肿减轻,嗓子稍痒,脉缓慢。

方药:上方加蝉蜕 15g(后入),桂枝 15g,白芍 30g,生龙骨、生牡蛎各 30g(包煎,先煎 10 分钟)。7 剂,水煎服,日 1 剂,早晚分服。

三诊:2010 年 9 月 3 日。哮喘未发,水肿已消,舌淡红,苔白稍厚,脉沉滑。

方药:上方再取 18 剂,水煎服,日 1 剂,早晚分服。

点评:患者咳喘,肺失宣降,不能通调水道,而下肢浮肿,故治在宣肺化痰。止咳平喘,肺气宣降正常,则水道疏通,小便自利,则水肿自消。

三、心脑病证

头 痛

案 1

患者:张某,女,48 岁。2010 年 8 月 15 日初诊。

病史与诊查:头重而痛3年,加重2月,伴精神抑郁,闷闷不乐,舌质红,苔黄厚腻,脉沉滑。

辨证:肝郁化火,痰火互结,上扰清窍,神昏而痛。

治法:疏肝清热,化痰开窍,祛风止痛。

方药:天麻15g,蔓荆子15g,生石膏30g(包煎,先煎10分钟),酒当归15g,赤芍15g,丹参15g,茺蔚子15g,白芷15g,柴胡15g,郁金15g,法半夏10g,茯苓30g,炙甘草6g,全蝎10g,大蜈蚣2条,酸枣仁30g,夜交藤30g,节菖蒲15g,生龙骨、生牡蛎各30g(包煎,先煎10分钟)。大枣10枚为引。10剂,水煎服,日1剂,早晚分服。

二诊:2014年12月24日。精神较前大有好转,头痛减轻。

方药:柴胡15g,郁金15g,醋香附30g,葛根30g,川羌活10g,防风10g,酒黄芩10g,川黄连10g,姜半夏10g,茯苓30g,朱茯神15g,炒枳壳10g,生石膏30g(包煎,先煎10分钟),炒酸枣仁30g,天麻15g,夜交藤30g,珍珠母30g(包煎,先煎10分钟),酒当归15g,生龙骨、生牡蛎各30g(包煎,先煎10分钟),炙甘草6g,百合30g。生姜3片,大枣3枚为引。10剂,水煎服,日1剂,早晚分服。

三诊:2015年1月2日。抑郁不乐有明显好转,已不觉头痛头重,舌淡红,苔白厚稍腻,脉滑。

方药:柴胡15g,郁金30g,法半夏15g,茯苓30g,炒酸枣仁30g,夜交藤30g,珍珠母30g(包煎,先煎10分钟),全蝎10g,大蜈蚣3条,天竺黄10g,节菖蒲15g,炒、生薏苡仁各30g,陈皮10g,炒谷芽、炒麦芽各15g,炙甘草6g,酒当归15g,川芎15g。生姜3片,大枣3枚为引。10剂,水煎服,日1剂,早晚分服。

点评:肝热清、痰火祛、湿邪化,则清阳得升,头痛除,而神气舒。

案2

患者:王某,女,45岁。2015年10月12日初诊。

病史与诊查:自幼头痛反复发作,发时头顶疼痛尤甚,且下午严重,伴夜睡不安,易醒多梦,时有胸闷,腰痛脚凉,舌淡,苔白稍厚,脉沉细,尺脉弱。

辨证:肝虚气郁,风痰内结,上干清阳,瘀阻而痛(厥阴头痛)。

治法:养阴疏肝,祛瘀化痰,搜风止痛。

方药:醋香附 15g,白芍 30g,葛根 18g,川羌活 10g,钩藤 30g(后入),天麻 18g,丹参 30g,赤芍 15g,川芎 20g,薄荷 20g(后入),藿桑叶 20g,生石膏 30g(包煎,先煎 10 分钟),夜交藤 30g,法半夏 15g,炒白芥子 10g,炒桃仁 10g,桂枝 10g,乌药 15g,合欢皮 30g,炒酸枣仁 30g,节菖蒲 15g,全蝎 10g,大蜈蚣 3 条,炙甘草 6g。生姜 3 片,大枣 3 枚为引。10 剂,水煎服,日 1 剂,早晚分服。

二诊:2015 年 10 月 23 日。胸闷头痛好转,大便稍稀。

方药:党参 20g,麦冬 30g,瓜蒌 30g,茯苓 30g,北五味 10g,炒酸枣仁 30g,远志 10g,川黄连 10g,生地黄 30g,泽泻 15g,石斛 15g,夜交藤 30g,珍珠母 30g,煅龙齿 30g(包煎),茯神 15g,炙甘草 6g,焦白术 15g。生姜 3 片,大枣 3 枚为引。15 剂,水煎服,日 1 剂,早晚分服。

三诊:2015 年 11 月 6 日。头痛已好,未再发作。

方药:生黄芪 45g,党参 30g,焦白术 15g,茯苓 15g,炒谷芽、炒麦芽各 15g,鸡内金 15g,山楂 15g,怀山药 15g,炒酸枣仁 30g,节菖蒲 10g,夜交藤 30g,天麻 15g,全蝎 10g,炙甘草 6g。10 剂,水煎服,日 1 剂,早晚分服。

点评:肝足厥阴之脉,挟胃属肝络胆,上贯膈,布胁肋,循喉咙之后,上入颃颡,连目系,上出额,与督脉合于颠。其感风寒痰浊之邪,阻而不通则痛。张奇文从厥阴治此头痛,效如桴鼓。可见经络辨证,不可轻视,先哲云:"不懂脏腑经络,开口动手便错。"此之谓也。

案 3

患者:卞某,男,52 岁。2015 年 11 月 29 日初诊。

病史与诊查:头右侧疼痛反复发作 2 年,冬季尤甚,发则疼痛持续 3~4 天,伴下眼睑胀,并流眼泪。舌下脉络瘀阻,舌淡红,苔薄白,左手脉沉细无力,右手脉弦细。西医诊断为:右侧三叉神经痛。

辨证:风寒之邪,伏留阳经,发为偏头痛。

治法:行血祛风止痛。

方药:川芎 20g,薄荷 20g(后下),生石膏 30g(包煎,先煎 10 分钟),僵蚕 30g,全蝎 15g,大蜈蚣 3 条,炙甘草 10g,防风 15g,白芍 30g,升麻 10g,天麻 15g。10 剂,水煎服,日 1 剂,早晚分服。

二诊:2015 年 12 月 11 日。服药后仍疼痛剧烈。

方药:川芎 25g,薄荷 20g,生石膏 30g(包煎,先煎 10 分钟),僵蚕 30g,全蝎 15g,大蜈蚣 3 条,白芍 30g,威灵仙 15g,升麻 6g,桔梗 6g,天麻 15g,制乳香、没药各 10g。10 剂,水煎服,日 1 剂,早晚分服。

三诊:2016 年 1 月 4 日。服上方效果很好,现偶尔疼痛,眼不流泪,睑不发胀。

方药:继服上方 10 剂,以巩固之。

点评:头痛及目,发则泪出,先哲云眼病无寒,目不因火则不病,重用一味石膏,味甘大寒无毒,主祛寒热,除时气,颈痛,清热止泪,效如桴鼓。

眩 晕

患者:徐某,女,68 岁。2011 年 3 月 4 日初诊。

病史与诊查:眩晕头重月余,大便秘结,眩晕重时则干呕欲吐,舌质红,苔黄稍厚,脉弦。血压正常,脑 CT 检查无异常。

辨证:肝风内动,痰火上扰,致眩晕头沉。

治法:养肝祛风,清热化痰。

方药:钩藤 15g,天麻 15g,白芍 30g,法半夏 10g,姜竹茹 10g,炒枳壳 15g,广木香 10g,醋香附 15g,青皮、陈皮各 10g,生龙骨、生牡蛎各 30g(包煎,先煎 10 分钟),瓜蒌 30g,佛手 10g,柴胡 6g,酒黄芩 10g,炙甘草 6g。6 剂,水煎服,日 1 剂,早晚分服。

二诊:2011 年 3 月 11 日。头晕有好转,大便已正常,眩晕时干呕,动则甚。

方药:代赭石 15g,姜半夏 15g,茯苓 30g,白术 20g,天麻 15g,旋覆花 12g(包煎),黄连 20g,吴茱萸 10g,炒枳实 12g,姜竹茹 10g,大黄 6g,甘草 6g。姜 3 片,大枣 3 枚为引。8 剂,水煎服,日 1 剂,早晚分服。

三诊:2011 年 3 月 23 日。头晕近愈,仍觉头重昏沉,脉弦缓。

方药:加丁香 10g,芒硝 3g(冲服)。8 剂,水煎服,日 1 剂,早晚分服。

点评:诸风掉眩皆属肝,无痰不作眩。

不 寐

案 1

患者:张某,女,78 岁。2016 年 2 月 15 日初诊。

病史与诊查:入睡困难伴头晕眼花 3 年,加重半年。夜间偶尔睡着也易醒,常梦中惊起而坐,有时梦中辗转反侧,曾掉下床 3 次。晨起觉脑不适,头重如压,闭目则舒。舌淡红,苔薄黄腻,脉弦滑。

辨证:肝郁化火,热扰心神,致心神不宁。

治法:疏肝解郁,宁心安神。

方药:钩藤 15g,天麻 15g,川牛膝 15g,炒酸枣仁 30g,远志 10g,全蝎 10g,大蜈蚣 3 条,酒当归 15g,生龙骨、生牡蛎各 30g(包煎,先煎 10 分钟),柴胡 15g,酒黄芩 10g,炙甘草 6g,党参 15g,川芎 15g。15 剂,水煎服,日 1 剂,早晚分服。

二诊:2016 年 3 月 2 日。睡眠好转,微头晕。

方药:钩藤 15g,天麻 15g,川牛膝 15g,炒酸枣仁 30g,川黄连 10g,法半夏 10g,大蜈蚣 3 条,全蝎 10g,陈皮 10g,玄参 30g,生龙骨、生牡蛎各 30g(包煎,先煎 10 分钟),党参 15g,酒当归 15g,川芎 15g,炙甘草 6g,葛根 15g。10 剂,水煎服,日 1 剂,早晚分服。

点评:用全蝎、蜈蚣极佳,能搜风定惊,以助安神。

案 2

患者:李某,女,59 岁。2012 年 1 月 30 日初诊。

病史与诊查:夜睡不宁 4 年,加重 1 年余。多在凌晨四点即醒,再难入睡,醒来口舌干燥,潮热无汗,眼睛干燥,已停经 3 年,舌质红,苔薄黄。

辨证:天癸绝,经气弱,虚火扰,神不安。

治法:养阴滋肾去热,清火养心安神。

方药:生地黄 20g,牡丹皮 10g,生石膏 30g(包煎,先煎 10 分钟),知母 10g,砂仁 10g(后入),蒲公英 30g,玄参 15g,麦冬 30g,玉竹 25g,焦三仙各 15g,藿香 10g,佩兰 10g,姜厚朴 10g,川黄连 10g,浮小麦 30g,银柴胡 10g,炙甘草 6g。生姜 3 片,大枣 3 枚为引。10 剂,水煎服,日 1 剂,早晚分服。

二诊:2012 年 2 月 10 日。睡眠已好转,舌稍干。

方药:炒酸枣仁 45g,盐知母 10g,川芎 10g,丹参 30g,夜交藤 30g,炙甘草 9g,百合 30g,麦冬 30g,天冬 30g,南沙参 30g,生黄芪 45g,石菖蒲 15g,郁金 15g,炒地骨皮 6g,银柴胡 15g,牡丹皮 10g,生龙骨、生牡蛎各 30g(包煎,先煎 10 分钟)。10 剂,水煎服,日 1 剂,早晚分服。

三诊:2012 年 2 月 19 日。睡眠明显好转,口干,舌红,苔薄黄,脉稍数。

方药:进口西洋参 15g(另煎),麦冬 30g,北五味 10g,炒酸枣仁 45g,盐知母10g,川芎10g,丹参30g,夜交藤30g,炙黄芪30g,炙甘草6g,百合30g,天冬30g,南沙参30g,银柴胡15g,牡丹皮10g,生龙骨、生牡蛎各30g(包煎,先煎10分钟),珍珠母30g(包煎,先煎10分钟)。10剂,水煎服,日1剂,早晚分服。

点评:妇女经闭后心神不宁,多梦不寐,不仅治心,也要治肾,不仅清火,也要潜阳。

胸 痹

案1

患者:冯某,男,48岁。2008年11月14日初诊。

病史与诊查:胸闷乏力5年,加重月余,伴出虚汗,怕冷,唇紫,舌紫,苔厚腻,脉缓,右脉虚弱,左脉紧。心脏彩超:室壁运动异常,符合陈旧性心肌梗死,心尖部室壁瘤,二尖瓣反流,心功能减低。

辨证:心阳不足,心血瘀阻。

治法:补气助阳,活血化瘀。

方药:大黄芪45g,红参片15g(另煎),丹参30g,瓜蒌45g,薤白15g,姜半夏10g,制黄附片10g(先煎10分钟),麦冬30g,炒枳壳15g,苦参15g,北五味10g,生龙骨、生牡蛎各30g(包煎,先煎10分钟),海藻15g,南山楂30g,红景天30g,炙甘草10g,干姜20g,巴戟天30g,山萸肉15g。8剂,水煎服,日1剂,早晚分服。

二诊:2008年11月24日。出虚汗较前减轻,纳不香。

方药:炙黄芪45g,红参片15g(另煎),焦白术30g,姜半夏15g,砂仁15g(后入),白豆蔻15g(后入),制黄附片75g(先泡1小时,水泡好后倒掉,单煮黄附片2小时),海龙散60g(包煎),紫油桂粉3g(冲服2次),节菖蒲20g,远志10g,海藻30g,昆布30g,陈皮15g,开胃散20g(包煎),炙甘草20g,大黑豆30g(捣),朱茯神20g。生姜75g(自备)为引。10剂,水煎服,日1剂,早晚分服。

三诊:2008年12月6日。虚汗止,纳可,上楼时仍有心慌气短。

方药:上方加丹参30g,葶苈子30g,巴戟天30g,川牛膝10g。10剂,水煎服,日1剂,早晚分服。

四诊:2008年12月17日。症状较前稳定。

方药:炙黄芪45g,红参片15g(另煎),麦冬30g,丹参20g,瓜蒌30g,薤白 10g,制半夏 10g,川黄连 6g,制黄附片 80g(煮法同二诊方),生龙骨、生牡蛎各 30g(包煎,先煎 10 分钟),佛手 10g,玫瑰花 15g,郁金 15g,琥珀 10g(包煎,先煎 10 分钟),三七粉 10g(包煎),活血散 45g(包煎),炒枳壳 15g,炒莱菔子 15g,甘松 10g,葶苈子 12g,巴戟天 30g,炙甘草 20g,大黑豆 30g(捣)。生姜 75g(自备)为引。10 剂,水煎服,日 1 剂,早晚分服。

五诊:2008 年 12 月 27 日。诸症皆轻,稍有腰痛,两尺脉皆弱。

方药:红参片 18g(另煎),大生黄芪 45g,生白术 20g,制黄附片 75g(煮法同二诊方),补肾散 60g(包煎),砂仁 16g(后入),白豆蔻 15g(后入),桑寄生 20g,炒续断 15g,泽泻 15g,丹参 30g,瓜蒌 30g,薤白 10g,炒枳壳 15g,炙甘草 6g,大黑豆 30g(捣)。生姜 75g(自备)为引。10 剂,水煎服,日 1 剂,早晚分服。

六诊:2009 年 1 月 5 日。心率平稳,稍有乏力。

方药:上方加苦参 10g,制黄附片改为 80g。10 剂,水煎服,日 1 剂,早晚分服。

七诊:2009 年 1 月 16 日。诸症皆好,再拟下方巩固之。

方药:生晒参 15g(另煎),生龙骨、生牡蛎各 45g(包煎,先煎 10 分钟),制黄附片 80g(煮法同二诊方),瓜蒌 45g,炒枳壳 20g,佛手 10g,苦参 10g,节菖蒲 20g,红景天 30g,砂仁 15g(后入),炒酸枣仁 30g,柏子仁 20g,远志 6g,丹参 30g,郁金 15g,炙甘草 6g。生姜 40g(自备)为引。15 剂,水煎服,日 1 剂,早晚分服。

点评:自二诊始,重用制黄附片和黑大豆煮之,一能活血利水,二则如《食疗本草》所云:若和甘草煮汤饮之,去一切热毒气,主心痛,杀乌头、附子毒。张奇文初、二之诊,皆用海藻,且与甘草同用,知十八反用之而效显,一则取海藻之软坚消痰,破散结气,且重用之;二则有成竹在胸也。《本草新编》曰:"海藻,专能消坚硬之病,盖咸能软坚也。然而单用此一味,正未能取效,随所生之病,加入引经之品,则无坚不散矣。予游燕赵,遇中表之子,谈及伊母生瘿,求于余,余用海藻五钱,茯苓五钱,半夏一钱,白术五钱,甘草一钱,陈皮五分,白芥子二钱,桔梗一钱,水煎服,四剂而瘿减半,再服四剂而瘿尽消,海藻治瘿之验如此,其他攻坚,不因此而可信乎。"陈士铎藻、草同用,实可参也。以此也可见张奇文读书之博,诚不信乎。

案 2

患者:王某,女,78 岁。2015 年 5 月 10 日初诊。

病史与诊查:胸闷气短,伴间发胸痛 3 年。心情烦躁,头昏微眩,左身汗出,脘胀嗝气,记忆力差。舌质淡红,舌尖部有瘀斑,苔白厚,脉弦涩。

辨证:气虚痰阻,胸痹心痛。

治法:益气养心,化痰祛瘀,通痹止痛。

方药:瓜蒌 30g,薤白 10g,丹参 30g,川黄连 10g,醋香附 15g,醋延胡索 30g,炒枳壳 18g,炒莱菔子 15g,白芍 30g,炒栀子 10g,姜厚朴 10g,广木香 10g,生黄芪 30g,姜半夏 10g,姜竹茹 10g,香橼 10g,青皮 10g,陈皮 10g,紫苏梗、藿香梗各 10g,酒黄芩 10g,天麻 10g,浮小麦 30g,炙甘草 6g。10 剂,水煎服,日 1 剂,早晚分服。

二诊:2015 年 5 月 20 日。胸闷气短好转,其余症状也明显减轻,右脉稍弱,舌尖仍见紫斑。

方药:酒当归 30g,川芎 15g,党参 20g,全蝎 10g,大蜈蚣 3 条,瓜蒌 30g,薤白 10g,丹参 30g,川黄连 10g,醋香附 15g,醋延胡索 30g,炒枳壳 18g,炒莱菔子 15g,白芍 30g,炒栀子 10g,姜厚朴 10g,广木香 10g,生黄芪 30g,姜半夏 10g,姜竹茹 10g,香橼 10g,青皮 10g,陈皮 10g,紫苏梗、藿香梗各 10g,酒黄芩 10g,天麻 10g,浮小麦 30g,炙甘草 6g。10 剂,水煎服,日 1 剂,早晚分服。

点评:痰瘀化热,而烦躁汗出,虽舌见白苔,也当以黄芩、黄连、栀子清其热。

案 3

患者:朱某,女,45 岁。2009 年 2 月 10 日初诊。

病史与诊查:心慌,憋闷 3 月余。腰痛,怕冷,小便频数,体胖,面色黄,经来第 3 天,量少,舌淡,苔白厚,舌边有齿印,脉沉细。既往流产 2 次。

辨证:心阳不足,心气衰弱。

治法:补气助阳。

方药:大生黄芪 45g,红参片 20g(另煎),桂枝 20g,炒苍术 20g,砂仁 15g(后入),白豆蔻 15g(后入),木蝴蝶 20g,制黄附片 25g(先用开水泡 1 小时,把泡药水都倒掉,开水煮黄附片 2 小时,然后再加入其他药物共煎),辽细辛 6g(后入),生龙骨、生牡蛎各 60g(包煎,先煎 10 分钟),干姜 30g,泽泻 15g,白芷 15g,陈皮 15g,姜半夏 15g,炙甘草 6g,巴戟天 20g。生姜 75g(自备)为引。8 剂,水煎服,日 1 剂,早晚分服。

二诊:2009年2月20日。服药后效果显著。

方药:上方加全蝎10g,天麻15g。8剂,水煎服,日1剂,早晚分服。

点评:补气助阳,非芪、参、附子莫属,二诊酌加全蝎、天麻,乃搜剔祛风之治也,张奇文每用之。

心 悸

案 1

患者:裴某,女,32岁。2009年2月10日初诊。

病史与诊查:心悸怔忡,睡眠差,梦多2年余,伴头晕,腰痛,怕冷,下午时有腿肿,经来有血块,面色黄,大便干结,舌暗,苔薄黄,舌下脉络瘀阻,左寸脉大,双尺弱。测血压值偏低。

辨证:心气虚弱,心血瘀阻。

治法:益气化瘀,定惊止悸。

方药:炙黄芪45g,生晒参15g(另煎),朱茯神20g,酒当归10g,生白术30g,生麦芽30g,醋香附10g,醋延胡索15g,炮姜30g,益母草15g,活血散20g(包煎),砂仁10g(后入),白豆蔻10g(后入),巴戟天20g,炒续断15g,南山楂15g,肉桂10g,肉苁蓉30g,炒莱菔子15g,焦槟榔10g,炙甘草6g。生姜7片,炒大枣5枚为引。8剂,水煎服,日1剂,早晚分服。

二诊:2009年2月19日。上述症状皆大减。

方药:炙黄芪45g,红参片15g(另煎),朱茯神20g,酒当归10g,生白术30g,生麦芽30g,醋香附10g,醋延胡索15g,苦参10g,炮姜30g,益母草15g,砂仁10g(后入),瓜蒌30g,桂枝15g,巴戟天20g,南山楂15g,白豆蔻10g(后入),肉苁蓉30g,炒莱菔子15g,焦槟榔10g。生姜7片,炒大枣5枚为引。5剂,水煎服,日1剂,早晚分服。

点评:益气不忘温里助阳,化瘀更佐消导化滞。取生白术而重用,如《日华子本草》所云:消痰治水气,利小便。《本经逢原》云:白术,生用有除湿益燥,消痰利水,治风寒湿痹,死肌痉疸,散腰脐间血,及冲脉为病,逆气里急之功。

案 2

患者:黄某,男,40岁。2010年10月27日初诊。

病史与诊查:胸闷,心悸频发2年,伴睡眠差,腰酸,小便不利,易疲劳,舌暗红,苔稍黄而厚腻,脉沉细无力。胃镜检查:胃出血。心电图检查:频发室性早搏。

辨证:气阴不足,脾胃虚弱。

治法:益气养阴,健脾和胃。

方药:南沙参 15g,醋香附 10g,白芍 30g,乌药 15g,煅乌贼骨 30g,浙贝母 10g,小松贝母 10g,芦根 30g,瓜蒌 30g,炒枳壳 15g,白茅根 30g,地榆炭 15g,脱力草 30g,进口西洋参 15g,炙甘草 6g。生姜 3 片,炒大枣 3 枚为引。10 剂,水煎服,日 1 剂,早晚分服。

二诊:2010 年 11 月 8 日。心电图检查:室性早搏数量减少,胸闷减轻。

方药:进口西洋参 15g,麦冬 30g,北五味 10g,苦参 15g,瓜蒌 30g,炒枳壳 15g,郁金 15g,葛根 30g,生黄芪 45g,炒栀子 10g,生龙骨、生牡蛎各 30g(包煎,先煎 10 分钟),煅乌贼骨 30g(包煎),醋延胡索 30g,炙甘草 6g。10 剂,水煎服,日 1 剂,早晚分服。

三诊:2010 年 11 月 20 日。诸症大减,前方续用。

方药:进口西洋参 15g,麦冬 30g,北五味 10g,苦参 15g,瓜蒌 30g,炒枳壳 15g,郁金 15g,葛根 30g,生黄芪 45g,炒栀子 10g,生龙骨、生牡蛎各 30g(包煎,先煎 10 分钟),煅乌贼骨 30g(包煎),醋延胡索 30g,炙甘草 6g。10 剂,水煎服,日 1 剂,早晚分服。

点评:心脾同治,心火脾土,和胃健脾,以利养心,子能令母实也。

四、脾胃肠病证

胃　胀

患者:张某,女,31 岁。2002 年 12 月 18 日初诊。

病史与诊查:每日起床后恶心干呕 3 月余,饮食后便嗳气频频,胀气却不痛,舌苔黄厚腻,脉弦。

辨证:胃气不降。

治法:理气和胃,降逆止呕。

方药:柿蒂 10g,代赭石 15g(包煎,先煎 10 分钟),姜半夏 10g,茯苓 20g,陈皮 10g,姜竹茹 10g,炒枳实 10g,炒枳壳 10g,乌药 15g,醋香附 10g,降香 10g,生龙骨、生牡蛎各 30g(包煎,先煎 10 分钟),琥珀 10g(包煎,先煎 10 分钟),炒谷芽、炒麦芽各 15g,炒莱菔子 15g,大腹皮 15g,木香 10g,白豆蔻 10g(后入),甘草6g。8剂,水煎服,日1剂,早晚分服。

二诊:2002年12月29日。服药后明显好转,偶尔干呕,饭后嗳气明显减少。

方药:上方加紫蔻10g,巩固之。8剂,水煎服,日1剂,早晚分服。

点评:《黄帝内经》云:诸湿肿满皆属于脾,当益气健脾为治,然胃有积滞伤食者,当降气开胃,消食导滞为治。张奇文又用生龙骨、生牡蛎、琥珀,而有镇惊安神、散瘀通淋之功,燥脾土助运化,而使干呕嗳气速愈。

腹　胀

患者:周某,女,27岁。2010年1月8日初诊。

病史与诊查:腹胀月余,微痛,现大便稀,睡眠差,畏寒,怕冷,面色黄,舌淡红,苔白厚,脉细弱。

辨证:脾胃虚寒。

治法:健脾和肾,温里散寒。

方药:生黄芪30g,党参15g,焦白术15g,陈皮10g,干姜10g,白芍30g,桂枝10g,砂仁10g(后入),白豆蔻10g(后入),法半夏10g,醋延胡索15g,醋香附10g,炒谷芽、炒麦芽各15g,炙鸡内金15g,煨葛根10g,莲子肉15g,怀山药18g,茯苓15g,炙甘草6g。生姜3片,炒大枣3枚为引。10剂,水煎服,日1剂,早晚分服。

二诊:2010年1月20日。服药后诸症好转。

方药:柴胡15g,桂枝15g,广木香10g,党参15g,青皮、陈皮各10g,炒谷芽、炒麦芽各15g,炙鸡内金15g,砂仁10g(后入),八月札10g,白芍30g,乌药15g,吴茱萸10g,炒莱菔子15g,炙甘草6g。生姜3片,炒大枣3枚为引。10剂,水煎服,日1剂,早晚分服。

点评:诸湿肿满皆属脾,脏寒生腹胀。健脾不忘开胃,脾胃同治,使升降复常,腹胀得除。

便　秘

患者:苏某,女,27岁。2016年1月25日初诊。

病史与诊查:便秘1年多,伴睡眠不佳,畏寒怕冷,手脚冰凉,舌淡红,苔薄白,脉弦细。经来量少,经前双乳胀痛,小腹坠胀。有对象,未婚,流产2次。

辨证:气虚寒凝,肝肾虚弱,推动无力,大便秘结。

治法:益气温阳,补肾通便。

方药:生黄芪30g,高丽参15g(另煎),桂枝15g,干姜30g,熟附子30g(加生姜20g,切片,先煎30分钟,加入其他药物同煎,再煎2次,每次35分钟),熟地黄30g,山萸肉15g,鹿角胶18g(烊化),淫羊藿15g,酒当归30g,炒酸枣仁45g,夜交藤30g,青皮10g,石菖蒲15g,甘松15g,炙甘草15g,合欢花30g。10剂,水煎服,日1剂,早晚分服。

二诊:2016年2月3日。服上药,感觉小腹发热,脚还觉凉,仍便秘,4日未解,睡眠稍好。

方药:上方加川牛膝30g,木瓜10g,火麻仁30g,虎杖15g。10剂,水煎服,日1剂,早晚分服。

三诊:2016年2月23日。便秘已愈,睡眠好转,偶上火。

方药:柴胡15g,炒栀子10g,生石膏30g(包煎,先煎10分钟),法半夏10g,焦三仙各15g,茯苓30g,朱茯神15g,枸杞子15g,女贞子10g,旱莲草15g,合欢皮30g,夜交藤30g,炙甘草6g。15剂,水煎服,日1剂,早晚分服。

点评:气血旺盛,三焦调和。肝肾不虚,则疏泄开阖有度,而大便自通。

胃脘痛

案1

患者:李某,男,37岁。2015年10月13日初诊。

病史与诊查:胃痛反酸3年,加重1年,饭后即便溏。舌下脉络瘀阻,舌质红,苔灰黑而厚,脉细无力。西医检查诊断为:反流性食管炎,慢性非萎缩性胃炎,鼻窦炎,咽炎。

辨证:脾失健运,大便溏泄,胃有积热,反胃吞酸。

治法:清胃降逆,理气健脾。

方药:代赭石15g(包煎,先煎10分钟),生龙骨、生牡蛎各20g(包煎,先煎10分钟),党参18g,姜半夏15g,姜竹茹10g,柿蒂10g,炙枇杷叶10g,砂仁10g(后入),公丁香6g,草豆蔻10g,高良姜10g,醋香附15g,乌药15g,煅乌贼骨30g,煅瓦楞子30g,蒲公英15g,川黄连10g,炒谷芽、炒麦芽15g,炙甘草6g,刀豆10g,陈皮10g。生姜3片为引。10剂,水煎服,日1剂,早晚分服。

二诊:2015年10月23日。服药后,反酸明显好转,已不胃痛,嗓子稍痛,食欲也好转。

方药:姜半夏 10g,姜竹茹 10g,陈皮 10g,茯苓 20g,柿蒂 10g,焦白术 15g,炒枳壳 15g,降香 10g(后入),蒲公英 30g,炒莱菔子 25g,广木香 10g,佛手 10g,生牡蛎 30g(包煎,先煎 10 分钟),炒谷芽、炒麦芽各 15g,川黄连 10g,桂枝 10g,党参 30g,炙甘草 6g。生姜 3 片,大枣 3 枚为引。10 剂,水煎服,日 1 剂,早晚分服。

点评:胃多热而脾多寒,寒热并用,和胃健脾。

案 2

患者:郝某,男,43 岁。2007 年 3 月 16 日初诊。

病史与诊查:胃脘痛 2~3 年,嗳气频频,上午轻但疲倦重,大便正常,舌淡,苔白稍腻,脉弦涩。

辨证:寒湿气滞。

治法:温肾祛寒,理气止痛。

方药:紫苏 10g,姜厚朴 10g,炒枳实 10g,木香 10g,醋香附 10g,乌药 15g,大腹皮 15g,焦槟榔 10g,醋莪术 10g,降香 10g,郁金 15g,焦三仙各 15g,砂仁 10g(后入),陈皮 10g,姜半夏 10g,甘草 6g。6 剂,水煎服,日 1 剂,早晚分服。

二诊:2007 年 3 月 23 日。服药后症状大减。

方药:姜半夏 12g,川黄连 10g,茯苓 15g,八月札 10g,醋香附 12g,木香 10g,乌药 15g,生姜 30g(自备),砂仁 15g(后入),白豆蔻 15g(后入),木蝴蝶 20g,大腹皮 15g,紫苏 10g,炒枳壳 20g,陈皮 10g。6 剂,水煎服,日 1 剂,早晚分服。

三诊:2007 年 3 月 30 日。胃脘未再痛,再拟方巩固之。

方药:桂枝 15g,党参 15g,姜半夏 12g,川黄连 6g,茯苓 15g,八月札 10g,醋香附 12g,广木香 10g,乌药 15g,生姜 30g(自备),砂仁 15g(后入),白豆蔻 15g(后入),木蝴蝶 20g,大腹皮 15g,紫苏 10g,炒枳壳 20g,陈皮 10g。6 剂,水煎服,日 1 剂,早晚分服。

点评:温胃祛寒,稍佐清热理气,止痛勿忘疏肝,张奇文之思,可见缜密。

案 3

患者:张某,女,51 岁。2014 年 3 月 4 日初诊。

病史与诊查:胃脘疼痛兼纳呆胀气3年,加重2月。伴畏寒怕冷,大便偏稀,食欲不振,咽红,苔薄白,脉沉细。查胃镜:见胃小弯处约0.2cm×0.6cm×0.6cm息肉,胃底黏膜水肿,贲门炎。

辨证:脾运不健,气滞胃痛。

治法:健脾和胃,理气止痛。

方药:醋香附15g,高良姜10g,乌药15g,丹参30g,蒲公英15g,焦三仙各15g,广木香10g,陈皮10g,法半夏10g,醋白术15g,柴胡10g,青皮10g,炙甘草6g。生姜3片,大枣3枚为引。10剂,水煎服,日1剂,早晚分服。

二诊:2014年3月14日。服药后纳可,诸症皆轻,脉较前明显好转。

方药:醋香附15g,娑罗子10g,甘松10g,高良姜10g,乌药15g,丹参30g,醋炒蒲公英15g,焦三仙各15g,广木香10g,陈皮10g,姜半夏10g,醋白术15g,柴胡10g,青皮10g,炙甘草6g。生姜3片,大枣3枚为引。10剂,水煎服,日1剂,早晚分服。

点评:郁久易化热,张奇文佐丹参、蒲公英治之。娑罗子,又名苏罗子,《本草纲目》云:甘,温,无毒。宽中,理气,杀虫。治胃寒作痛,脘腹胀满。

案4

患者:于某,女,59岁。2015年4月28日初诊。

病史与诊查:胃脘疼痛,得寒则剧,反复发作3年之久。偶有脘腹胀满,饮食不适,反酸烧心。舌淡红,苔厚白腻。胃镜检查诊断为:慢性浅表性胃炎,十二指肠球炎。彩超:轻度脂肪肝、肝囊肿。

辨证:脾胃虚寒。

治法:温阳健脾,和胃止痛。

方药:高良姜10g,醋香附15g,醋延胡索30g,柴胡10g,白芍30g,桂枝10g,炒谷芽、炒麦芽各15g,公丁香6g,法半夏10g,川黄连6g,炒枳壳15g,砂仁6g,蒲公英20g,炙甘草6g。大枣3枚为引。6剂,水煎服,日1剂,早晚分服。

二诊:2015年5月4日。大便时偶有腹痛。

方药:上方加党参15g,怀山药30g,炒白术10g,酒黄芩5g,粉葛根10g。10剂,水煎服,日1剂,早晚分服。

三诊:2015年5月26日。常因饮食不当而腹胀、腹痛、大便稀,有时仍烧心,但舌苔已退。

方药:上方加陈皮10g,炙鸡内金15g。10剂,水煎服,日1剂,早晚分服。

四诊:2015年6月8日。食蚕蛹后,胃脘胀而隐痛,舌苔变厚。

方药:炒苍术15g,姜厚朴10g,茯苓30g,炒薏苡仁、生薏苡仁各30g,广木香10g,川黄连10g,炒枳壳15g,炒谷芽、炒麦芽各15g,炒鸡内金18g,桂枝10g,白芍30g,姜半夏10g,煅乌贼骨30g,浙贝母10g,炙甘草6g。10剂,水煎服,日1剂,早晚分服。

五诊:2015年6月27日。脘腹疼痛未发,烧心明显减轻,舌苔稍白厚而腻。

方药:柴胡15g,姜半夏10g,川黄连6g,茯苓30g,姜竹茹10g,陈皮10g,乌药15g,炒薏苡仁、生薏苡仁各30g,醋延胡索30g,公丁香6g,煅乌贼骨10g,浙贝母10g,炒谷芽、炒麦芽各18g,炒莱菔子15g,干姜10g,蒲公英15g,桂枝10g,炒鸡内金15g,广木香10g,砂仁10g(后入),白豆蔻10g(后入),藿香10g。生姜3片,大枣3枚为引。10剂,水煎服,日1剂,早晚分服。

点评:纵观数诊之方,在大量温中祛寒之药内,每加黄连、蒲公英两味,黄连治五脏冷热,厚肠,肠澼,腹痛下痢。《医林纂要》谓:蒲公英能补脾和胃泻火。胃脘痛之苔厚腻者,多兼积热,在大量温热药中,张奇文佐之治胃痛尤佳。

腹 泻

患者:朱某,女,55岁。2015年4月24日初诊。

病史与诊查:受凉食寒则泻5年,大便不成形,1日5~8次,甚则有稀水样便,倦怠无力,舌淡,苔薄白,脉濡弱。西医诊断为:结肠炎。

辨证:饮食不节,寒凉伤脾,脾失健运,水湿不化,而致腹泻。

治法:温阳健脾,涩肠止泻。

方药:炒苍术15g,炒白术15g,桂枝15g,炒白芍30g,川黄连10g,黄芩10g,陈皮10g,焦三仙各15g,泽泻15g,秦艽15g,车前子30g(包煎),煨诃子10g,乌梅炭15g,葛根15g,干姜10g,炮姜10g,紫油桂10g,炙甘草6g。10剂,水煎服,日1剂,早晚分服。

二诊:2015年5月4日。大便稍好转,1日大便4~5次,倦怠无力。

方药:炒苍术15g,党参18g,茯苓30g,炒白术15g,桂枝15g,炒白芍30g,川黄连10g,酒黄芩10g,葛根15g,煨诃子10g,草豆蔻10g,白豆蔻

10g(后入),炮姜10g,金银花炭10g,炒谷芽、炒麦芽各15g,炒鸡内金15g,炙甘草6g。10剂,水煎服,日1剂,早晚分服。

三诊:2015年5月15日。诸症状改善,大便仍有些不成形,仍觉气力不佳。

方药:上方去酒黄芩,加熟附子30g(先煎25分钟),干姜15g,车前子18g(包煎),乌梅炭10g。10剂,水煎服,日1剂,早晚分服。

四诊:2015年5月26日。大便基本成形,1日4次,倦怠稍减。

方药:5月4日方不变。再取10剂,水煎服,日1剂,早晚分服。

五诊:2015年6月9日。大便成形,偶觉脘腹胀气,肚子隐痛,舌苔白厚,脉沉弦。

方药:葛根10g,黄连10g,黄芩10g,泽泻10g,白芍30g,广木香10g,藿香10g,陈皮10g,炮姜30g,车前子15g(包煎),茯苓30g,猪苓15g,薏苡仁30g,乌梅炭15g,焦山楂15g,桂枝15g,炙甘草6g。10剂,水煎服,日1剂,早晚分服。

六诊:2015年6月26日。大便已成形,胀气明显减轻,未再腹痛。

方药:上方加黄芪30g,桂枝10g,升麻6g。15剂,水煎服,日1剂,早晚分服。

七诊:2015年7月20日。大便又不成形,浑身无力。

方药:生晒参15g,熟附子15g(先煎25分钟),炒苍术15g,砂仁10g(后入),焦山楂15g,金银花炭15g,茯苓30g,炒山药10g,辽细辛6g,煅赤石脂10g,菟丝子10g(包煎),车前子10g(包煎)。10剂,水煎服,日1剂,早晚分服。

八诊:2015年8月10日。大便明显好转,基本是1日1次,体力较前明显好转,基本不觉乏力。

方药:桂枝20g,干姜20g,柴胡15g,法半夏10g,党参20g,白芍30g,川黄连6g,酒黄芩10g,煨诃子10g,乌梅炭15g,葛根15g,甘草6g,白头翁15g,炮姜10g。10剂,水煎100mL,分2次灌肠。

九诊:2015年8月23日。大便1日1次,正常。

方药:上方10剂,水煎100mL,分2次灌肠。

点评:慢性腹泻,常见于西医所谓的结肠炎等慢性疾病,缠绵难愈。张奇文采取内服汤剂治疗,病情好转之时,断然采取中药煎汤灌肠之法,以巩固疗效。

腹　痛

患者:綦某,男,28岁。2018年8月10日初诊。

病史与诊查:小腹疼痛5年,右侧甚。现右侧腹股沟而发,甚则控睾而痛。近2年两胁胀满而疼痛,腰膝酸软疼痛,畏寒怕冷,夏天须盖棉被。口渴饮水不解,记忆力减退。已婚,育一小孩。有手淫史,现性生活质量差。舌淡红,苔薄黄,脉细数。检查一切正常。

辨证:肾气虚弱,肝郁脾虚,水液气化失常,不能化津,故口渴而饮不解,少腹痛而及腰。

治法:疏肝补肾,祛湿健脾。

方药:①强力补肾丸80丸,每次服1丸,1日2次,午晚空腹服。②柴胡15g,白芍30g,炒枳壳15g,法半夏10g,焦白术15g,党参15g,姜竹茹10g,陈皮10g,炒续断15g,巴戟天15g,大蜈蚣3条,僵蚕30g,生薏苡仁30g,茯苓15g,节菖蒲15g,夜交藤30g,合欢皮30g,炙甘草6g。生姜3片,大枣3枚为引。10剂,水煎服,日1剂,早晚分服。

二诊:2018年8月12日。小腹已不痛,腰膝酸软、畏寒怕冷等症状明显减轻。口渴大减,睾丸仍胀痛。

方药:酒当归15g,荔枝核、橘核各10g,吴茱萸10g,辽细辛6g,柴胡15g,大蜈蚣3条,小茴香10g,升麻6g,紫油桂6g,炮姜10g,盐黄柏10g,川黄连10g,夏枯球10g,僵蚕15g,茯苓30g,乌梅15g,甘草10g。生姜3片,大枣3枚为引。10剂,水煎服,日1剂,早晚分服。

点评:疏肝补肾,健脾祛湿,初诊而腹痛消失,次以治寒疝之法以治睾痛,应手而愈。

五、肝胆病证

胁　痛

案1

患者:郑某,女,71岁。2015年4月30日初诊。

病史与诊查:生气后伴右胁胀而痛,发热及两太阳穴痛1周,小便黄赤,大便干结,睡眠不好。舌红,苔黄厚腻,脉弦,左脉大,右脉小。

辨证:肝胆郁热。

治法:疏肝清热,利胆止痛。

方药:柴胡 18g,大金钱草 46g,郁金 15g,青皮、陈皮各 10g,广木香 10g,乌药 15g,海金沙 30g(包煎),蒲公英 30g,蛇舌草 30g,溪黄草 15g,茵陈 15g,炙鸡内金 45g,生山药 30g,八月札 15g,酒大黄 10g(后入),芒硝 6g(分 2 次冲服),炒枳壳 18g,党参 15g,黄芪 45g,川牛膝 10g,冬葵子 15g,佛手 10g。10 剂,水煎服,日 1 剂,早晚分服。

二诊:2015 年 5 月 10 日。服药后右胁不痛,两太阳穴痛减轻,食欲增加。

方药:效不更方,再取 10 剂。

三诊:2015 年 6 月 2 日。太阳穴不痛,肝区不痛,脉平和。

方药:上方再取 10 剂。

点评:重用黄芪,如《神农本草经》《名医别录》所载,排脓止痛,逐五脏间恶血,非仅取为补也。

案 2

患者:刘某,女,45 岁。2015 年 11 月 27 日初诊。

病史与诊查:生气后两胁胀痛伴微喘 3 天。素有经前乳房胀痛,舌淡红,苔薄黄,脉弦而沉。CT 检查提示:双肺炎症,胸膜炎,胸腔积液。

辨证:肝郁胁痛,肺热气逆。

治法:疏肝解郁,清肃肺热。

方药:柴胡 15g,酒黄芩 10g,连翘 10g,炒枳壳 15g,醋香附 15g,郁金 15g,醋延胡索 15g,瓜蒌 30g,葶苈子 30g,炒莱菔子 30g,小松贝母 10g,清半夏 10g,火麻仁 30g,泽泻 30g,芒硝 5g(分 2 次冲服),炒白芥子 6g,甘草 6g。生姜 3 片,大枣 5 枚为引。10 剂,水煎服,日 1 剂,早晚分服。

二诊:2016 年 1 月 4 日。服药后效果显著,胁痛止,喘未发,一直未再输液,大便时有无力感。舌淡红,苔薄黄,脉小弦。

方药:上方加党参 15g,焦白术 15g。10 剂,水煎服,日 1 剂,早晚分服。

点评:火麻仁、芒硝清通阳明大肠,助清肺脏之痰热,妙在白芥子少许,反佐于大量寒药之中,而清肃之力更著。

案3

患者:郎某,女,41 岁。2011 年 4 月 22 日初诊。

病史与诊查:两胁疼痛 2 个月,月经后期,色暗有块,量少,腰痛,经前乳胀,舌红,苔薄黄,脉弦。

辨证:肝郁气滞,故两胁胀痛,经前乳胀;气滞则血瘀,经期延后,量少,色黑有块;肾弱而腰痛。

治法:疏肝理气,活血化瘀。

方药:野柴胡 10g,酒当归 30g,川芎 10g,赤芍 15g,醋香附 10g,醋延胡索 30g,乌药 15g,青皮、陈皮各 15g,淫羊藿 10g,炙蜂房 10g,炒枳壳 15g,姜半夏 10g,益母草 30g,炒续断 30g,炒桃仁 10g,甘草 6g。10 剂,水煎服,日 1 剂,早晚分服。

二诊:2011 年 5 月 3 日。月经已来,量较前增多,乳房发胀明显减轻,脉转和缓,月经昨日结束,少腹有坠感。

方药:柴胡 15g,酒当归 30g,川芎 10g,青皮、陈皮各 10g,炮山甲(现已禁用)6g,乌药 15g,醋香附 15g,醋延胡索 30g,淫羊藿 10g,炙蜂房 10g,茯苓 20g,紫苏 10g,生麦芽 30g,生牡蛎 30g(包煎,先煎 10 分钟),夜交藤 30g,合欢花 30g,柴油桂 6g,炮姜 6g,益母草 30g,熟地黄 30g,炒续断 15g,炙甘草 6g。10 剂,水煎服,日 1 剂,早晚分服。

点评:疏肝解郁活血,而不忘补肾通阳。

六、肾膀胱病证

腰　痛

案1

患者:朝某,男,30 岁。2000 年 5 月 7 日初诊。

病史与诊查:腰痛重伴腿酸无力已半年,睡眠不佳,头发频掉,唇干,咽充血,舌质淡红,苔黄腻,舌下脉络瘀阻,两尺脉无力,左寸脉浮,右寸脉弦。

辨证:肾虚血瘀。

治法:补肾益精,壮腰止痛。

方药:侧柏叶 10g,制首乌 15g(先煎 10 分钟),生地黄 18g,炒酸枣仁 30g,

远志 10g,夜交藤 30g,枸杞子 15g,桑椹子 15g,补骨脂 15g,生龙齿 30g
(先煎 10 分钟),茯神 15g,当归 10g,龙眼肉 15g,石菖蒲 10g,炒续断 10g,炒
杜仲 10g,甘草 6g,川牛膝 10g,制川乌 10g(先煎 10 分钟),知母 10g。6 剂,
水煎服,日 1 剂,早晚分服。

二诊:2000 年 5 月 14 日。睡眠改善,脉缓和。

方药:侧柏叶 10g,生地黄 30g,牡丹皮 10g,制首乌 15g(先煎 10 分钟),
炒酸枣仁 30g,远志 10g,夜交藤 30g,枸杞子 15g,桑椹子 15g,补骨脂 15g,
生龙齿 30g(先煎 10 分钟),茯神 15g,当归 10g,龙眼肉 15g,石菖蒲 10g,桑
寄生 15g,天麻 15g,甘草 6g,女贞子 10g,旱莲草 15g。6 剂,水煎服,日 1 剂,
早晚分服。

三诊:2000 年 5 月 21 日。腰痛腿酸减轻显著,仍用上方。

方药:上方再取 6 剂,水煎服,日 1 剂,早晚分服。

四诊:2000 年 6 月 9 日。腰腿已不痛,诸症皆好。

方药:侧柏叶 30g,生地黄 30g,牡丹皮 20g,制首乌 45g,炒酸枣仁 60g,
远志 20g,夜交藤 30g,柏子仁 30g,桑椹子 30g,补骨脂 30g,女贞子 30g,旱
莲草 30g,天麻 30g。共为细末,蜜丸,早晚分服,每次服 9g。

点评:初诊断然先用制首乌一味,其味辛甘,性大热,有大毒,用之祛寒湿,
散风邪,温经止痛。如《长沙药解》云:乌头温燥下行,其性疏利迅速,开通关腠,
驱逐寒湿功甚捷。凡历节脚气、寒疝冷积、心腹疼痛之类,并有良功。正如斩
关夺隘,先差勇斗之士,关隘一破,众兵跟进,以取全胜,张奇文之用首乌,真如
用兵也。

案 2

患者:徐某,女,36 岁。2014 年 1 月 12 日初诊。

病史与诊查:腰酸痛而重 4 月,经期正常,经量尚可,经来有块,少腹不痛,
睡觉打呼噜。有咽炎史,舌淡,苔白厚,脉沉滑。

辨证:肾弱脾虚,血瘀痰阻。

治法:健脾益肾,化瘀除湿。

方药:酒当归 30g,生黄芪 45g,生晒参 15g,桂枝 15g,法半夏 10g,茯苓
30g,柴胡 15g,泽泻 30g,生薏苡仁 30g,忍冬藤 30g,川芎 10g,醋香附 10g,
醋延胡索 30g,乌药 15g,炒续断 30g,鹿角胶 15g(烊化),炙甘草 6g,砂仁

10g(后入)。10剂,水煎服,日1剂,早晚分服。

二诊:2014年1月22日。服药后眼皮肿胀发青。

方药:酒当归30g,生黄芪45g,生晒参15g(另煎),桂枝15g,生薏苡仁30g,忍冬藤30g,川芎10g,醋香附15g,醋延胡索30g,乌药15g,炒续断30g,鹿角胶10g(烊化),白鲜皮30g,砂仁10g(后入),炙甘草6g。12剂,水煎服,日1剂,早晚分服。

点评:鹿角胶,血肉有情之品,妇人尤宜用之。

案3

患者:韩某,女,27岁。2015年4月27日初诊。

病史与诊查:腰痛腿酸2年,经期正常,经来量少。原体重330斤,近半年减至160斤。舌淡红,苔薄白,脉沉细。检查诊断为:腰椎间盘突出症。

辨证:素体肥胖,气虚湿盛,易受风寒湿邪侵袭,而致腰腿疼痛。

治法:利湿祛痰补肾,温经通络止痛。

方药:①强力补肾丸60丸,每次服1丸,1日2次,午晚饭前服。②酒当归18g,川芎10g,赤芍15g,法半夏10g,茯苓30g,干荷叶30g,泽泻30g,生蒲黄10g(包煎),炒灵脂10g(包煎),乌药15g,小茴香18g,益母草30g,泽兰30g,川牛膝10g,炒桃仁10g,炮山甲(现已禁用)10g(先煎),生薏苡仁30g,炙甘草6g。10剂,水煎服,日1剂,早晚分服。

二诊:2015年5月8日。体重减轻3斤,腰痛已好转,腿已不酸,补肾丸继服。

方药:法半夏10g,茯苓30g,桂枝10g,牡丹皮10g,橘核10g,姜竹茹10g,醋香附25g,醋延胡索30g,乌梅15g,炒枳壳15g,瓜蒌30g,泽泻30g,干荷叶30g,炮山甲(现已禁用)5g(冲服2次),川牛膝10g,炒续断15g,益母草30g,泽兰30g,生薏苡仁30g,玄参30g,酒当归30g。10剂,水煎服,日1剂,早晚分服。

点评:祛瘀利水化痰,湿痰得除而体重减,阳气通达而腰痛轻。

耳 鸣

患者:蔡某,女,55岁。2016年5月2日初诊。

病史与诊查:双侧耳鸣间发3年,加重2月。伴腰部酸痛,浑身无力,便秘心烦,寐不宁,舌淡红,苔薄黄,脉弦。

辨证:肝胆郁热,上犯耳窍,耳鸣头昏。

治法:疏肝清热,开窍止鸣。

方药:①柴胡 15g,醋香附 15g,醋延胡索 30g,乌药 15g,法半夏 10g,炒枳壳 15g,炒续断 15g,白芍 30g,生龙骨、生牡蛎各 30g(包煎,先煎 10 分钟),佛手 10g,乌梅 15g,茵陈 15g,蒲公英 30g。12 剂,水煎服,日 1 剂,早晚分服。②强力补肾丸 100 丸,每次服 1 丸,1 日 3 次,饭前服。

二诊:2016 年 5 月 14 日。服上方后效佳,耳鸣减轻,上方继续服 12 剂。

方药:上方加川牛膝 30g,木瓜 10g,火麻仁 30g,虎杖 15g。10 剂,水煎服,日 1 剂,早晚分服。

三诊:2016 年 5 月 23 日。便秘已愈,睡眠好转,易上火,舌淡红,苔薄黄,脉弦细。

方药:柴胡 15g,炒栀子 10g,生石膏 30g(包煎,先煎 10 分钟),法半夏 10g,焦三仙各 15g,茯苓 30g,朱茯神 15g,枸杞子 15g,女贞子 10g,旱莲草 15g,合欢皮 30g,夜交藤 30g,炙甘草 6g。15 剂,水煎服,日 1 剂,早晚分服。

点评:《黄帝内经》云:肾主耳。肾在窍为耳,肾气通于耳,肾和则耳能闻五音矣。故耳鸣多责于肾。耳者宗脉之所聚也。故胃中寒则宗脉虚,宗脉虚则下流,脉有所竭,故耳鸣。上气不足,耳为之苦鸣,亦髓海不足,则脑转耳鸣。医圣皆言因虚而致也。然胆及三焦脉皆入于耳,故气逆,上则耳鸣。张奇文以此为治也。

热　淋

案 1

患者:张某,男,62 岁。2015 年 7 月 13 日初诊。

病史与诊查:小便频数、灼痛 3 天,伴左少腹痛,舌质红,苔薄黄腻,脉沉弦数。

辨证:湿热下注,移于小肠。

治法:清热利湿,通淋止痛。

方药:蒲公英 30g,白茅根 30g,蛇舌草 30g,鱼腥草 30g,生蒲黄 10g(包煎),炒灵脂 10g(包煎),益母草 30g,乌药 15g,金钱草 30g,芦根 30g,玉米须 30g,生薏苡仁 30g,滑石粉 15g(包煎),酒大黄 10g(后入),藕节 15g,溪黄草

20g,车前草 30g,甘草 6g,制乳香、没药各 10g,小蓟 15g。10 剂,水煎服,日 1 剂,早晚分服。

二诊:2015 年 7 月 27 日。尿已不痛,小便次数减,而大便次数多,舌淡红,苔薄黄,脉细数。

方药:生白芍 60g,生黄芪 60g,火麻仁 30g,槟榔 10g,川楝子 30g,桑寄生 30g,乌药 10g,海金沙 15g,石韦 15g,萹蓄 30g,瞿麦 15g,川木通 6g,益智仁 10g,桑螵蛸 10g,炒桃仁 10g,泽泻 15g,甘草 6g。10 剂,水煎服,日 1 剂,早晚分服。

点评:脉沉弦数,不发热而左少腹痛,肝经有瘀滞也,故张奇文初诊用失笑散及制乳香、没药以疏肝祛瘀止痛,二诊重用生白芍以疏肝通络,实瘀热同治也。

案 2

患者:李某,女,31 岁。2010 年 12 月 29 日初诊。

病史与诊查:小便数而频急、灼痛 3 天。神疲,腰膝疼痛,易激动,面潮红,咽中有痰,结婚两年,未要小孩,流产一次。舌淡红,苔厚黄腻,脉滑数。

辨证:肾虚肝郁,下焦湿热。

治法:补肾疏肝,清热通淋。

方药:生地黄 30g,熟地黄 30g,柴胡 15g,牡丹皮 10g,川牛膝 10g,酒当归 15g,小茴香 15g,醋香附 15g,醋延胡索 30g,乌药 15g,益母草 30g,炒桃仁 10g,蒲公英 15g,川木通 6g,甘草 6g。10 剂,水煎服,日 1 剂,早晚分服。

二诊:2011 年 1 月 8 日。尿痛尿急已愈,仍觉小便不畅,喉中有痰,有时左侧腰痛,舌淡红,苔薄黄腻,脉滑数。

方药:酒当归 30g,川芎 10g,赤芍 15g,炮山甲(现已禁用)10g(先煎 10 分钟),乌药 15g,醋香附 10g,醋延胡索 30g,小茴香 15g,炒桃仁 10g,炒栀子 10g,紫油桂 10g,炮姜 10g,淫羊藿 10g,炒续断 30g,炒杜仲 30g,益母草 30g,炙甘草 6g。8 剂,水煎服,日 1 剂,早晚分服。

点评:《素问·灵兰秘典论》云:膀胱者,州都之官,津液藏焉,气化则能出矣。膀胱以虚受水,得气海之施化,则溲便注泻。湿热既除,当温肾以助气化,则小便畅通。

七、气血津液病证

自 汗

患者:秦某,女,36岁。2015年1月12日初诊。

病史与诊查:常出虚汗,动则尤甚5年,倦怠无力,睡眠欠佳,畏寒怕冷,体重增加。既往流产5次,舌淡红,苔薄白,脉浮弱。

辨证:反复流产,元气大伤,阳气虚弱,表气不固,而畏寒汗出,倦怠无力。

治法:补气助阳,固表止汗。

方药:茯苓30g,生黄芪45g,高丽参15g(另煎),桂枝20g,干姜30g,熟附子30g(加生姜30g,自备切片,先煎30分钟,加入其他药物,再煎2次,每次35分钟),生龙骨、生牡蛎各30g(包煎,先煎20分钟),紫石英30g(包煎,先煎20分钟),灵磁石30g(包煎,先煎20分钟),巴戟天30g,干荷叶30g,泽泻30g,赤芍30g,乌药15g,胡芦巴20g,川牛膝10g,炙甘草15g,砂仁15g(后入),鹿角胶15g(烊化)。10剂,水煎服,日1剂,早晚分服。

二诊:2015年1月24日。已不出虚汗,效不更方,再取10剂,水煎服,日1剂,早晚分服。

点评:重用茯苓、泽泻,利水而通阳,重用干荷叶,如戴元礼《证治要诀》云,"荷叶服之,令人瘦劣,单服可以消阳水浮肿之气",又能利湿升发清阳,佐以大量益气助阳药,使卫阳敛自汗止。

吐 血

患者:赵某,男,35岁。2012年2月26日初诊。

病史与诊查:五天内吐血3次,第一次约50mL,第二次不多,第三次约300mL。家人将其送往医院,住院后又吐血12次,血量不等。在医院输血400mL,诊断为:浅表性胃炎,食管胃底静脉曲张,上消化道出血,肝硬化,脾大,门静脉高压。大便发黑,全身乏力,易怒,面色黧黑,舌质暗,有瘀斑,苔厚白,脉虚弦。

辨证:肝郁脾虚,脾失统血。

治法:健脾和胃,化瘀止血。

方药:煅乌贼骨 30g,白及 15g,生白术 15g,炒地榆 30g,脱力草 30g,煅花蕊石 30g(包煎,先煎 10 分钟),代赭石 15g(包煎,先煎 10 分钟),姜半夏 10g,炒谷芽、炒麦芽各 15g,藕节 30g,三七粉 3g(冲服 2 次),金银花炭 20g,白茅根 30g,白芍 15g,茜草炭 15g,陈皮 10g,炙甘草 6g,醋香附 10g。6 剂,水煎服,日 1 剂,早晚分服。

二诊:2012 年 3 月 3 日。自服药未再吐血,易怒好转,食欲好转。

方药:①前方加生黄芪 30g,党参 15g,继服 10 剂。②升血灵 2 瓶,每次 6 粒,1 日 3 次,饭后各 1 次。

点评:初诊急则治标,化瘀止血为治,二诊血止,重用芪参,补气健脾,以治其本。

八、经络肢体病证

痹　症

案 1

患者:柴某,男,69 岁。2007 年 7 月 17 日初诊。

病史与诊查:左腿坐骨神经痛半月,脸微肿,大便干结,舌暗红,苔白厚腻,脉弦涩。

辨证:寒湿侵袭,痹阻不通。

治法:补肾祛寒,化瘀通络。

方药:桑寄生 15g,枸杞子 30g,炒续断 15g,川牛膝 10g,紫油桂 10g,海风藤 30g,首乌藤 30g,炙甘草 6g,大蜈蚣 3 条,炮山甲(现已禁用)10g,全蝎 10g,磁石 15g(包煎,先煎 10 分钟)。生姜 5 片,炒大枣 5 枚为引。8 剂,水煎服,日 1 剂,早晚分服。

二诊:2007 年 7 月 27 日。左腿坐骨神经痛明显好转,大便稍干,再拟下方。

方药:酒当归 10g,川芎 10g,赤芍 10g,炒桃仁 10g,红花 10g,炮山甲(现已禁用)10g,炒续断 15g,川牛膝 15g,大蜈蚣 3 条,秦艽 10g,威灵仙 10g,桑寄生 15g,制乳香、没药各 6g,醋延胡索 15g,辽细辛 3g,防风 10g,甘草 10g。生姜 5 片,炒大枣 5 枚为引。8 剂,水煎服,日 1 剂,早晚分服。

点评:邪之所凑,其气必虚,虽猝发痹痛,亦当用补虚,使正气存内,邪不能干,张奇文棋高一着也。

案 2

患者:王某,女,52 岁。2007 年 8 月 1 日初诊。

病史与诊查:左腿坐骨神经痛 10 年余,反复发作。现左足踝肿,左膝关节积液,右腿稍肿痛,怕冷,汗出多,舌质暗,苔白厚腻,脉沉细。

辨证:阳气虚弱,寒凝痹痛。

治法:补气助阳,祛寒止痛。

方药:生黄芪 45g,生晒参 15g(另煎),桂枝 15g,炒苍术 20g,盐黄柏 10g,盐知母 10g,生石膏 30g(包煎,先煎 10 分钟),制川乌、制草乌各 10g(先煎 10 分钟,加蜂蜜 60g,生姜 30g),雷公藤 15g(先煎 10 分钟),大蜈蚣 3 条,全蝎 10g,炮山甲(现已禁用)10g,秦艽 15g,巴戟天 20g,川牛膝 10g,炒栀子 10g,淡豆豉 10g,甘草 10g。10 剂,水煎服,日 1 剂,早晚分服。

二诊:2007 年 8 月 12 日。服药后明显好转。

方药:桂枝 20g,炒苍术 15g,盐黄柏 20g,盐知母 10g,制川乌、制草乌各 12g(先煎 15 分钟,加蜂蜜 60g,生姜 30g),雷公藤 15g(先煎 15 分钟),大蜈蚣 3 条,全蝎 10g,炮山甲(现已禁用)10g(先煎 10 分钟),秦艽 15g,巴戟天 20g,炒续断 15g,川牛膝 10g,炒栀子 10g,辽细辛 6g,忍冬藤 30g,炙甘草 6g,淫羊藿 15g。生姜 60g,炒大枣 10 枚为引。10 剂,水煎服,日 1 剂,早晚分服。

点评:大风苛毒,顽痹痼疾,有时非毒药不能除,张奇文大胆用之,细心煎煮,效如桴鼓。《素问·五常政大论》云:大毒治病,十去其六,无使过之,伤其正也。张奇文用大毒之药,二诊即停,谙此道也。

血 痹

患者:张某,男,39 岁。2016 年 11 月 17 日初诊。

病史与诊查:右手及小臂麻 1 年,加重月余,食欲不佳,二便正常,舌淡红,苔薄白,右脉大,左脉大。西医检查为:颈椎骨质增生。

辨证:《金匮要略》云:"问曰:血痹病,从何得之? 师曰:夫尊荣人,骨弱肌肤盛,重因疲劳汗出,卧不时动摇,加被微风,遂得之……血痹阴阳俱微,寸口、关上微,尺中小紧,外证身体不仁,如风痹状。"《素问·痹论》曰:"其不痛不仁者,病久入深,荣卫之行涩,经络时疏,故不通,皮肤不营,故为不仁。"患者乃肺脾虚弱,风湿侵表而为病。

治法:补气健脾,除湿通痹,祛风通络。

方药:生黄芪 40g,党参 15g,焦白术 15g,茯苓 30g,生薏苡仁 30g,泽泻 15g,桂枝 10g,猪苓 15g,茯苓皮 30g,桑寄生 15g,焦三仙各 15g,鸡内金 15g,车前子 30g(包煎),炙甘草 6g,砂仁 10g(后入)。10 剂,水煎服,日 1 剂,早晚分服。

二诊:2016 年 11 月 27 日。右手麻木减轻。

方药:生黄芪 50g,葛根 30g,佛手 15g,桂枝 15g,生晒参 15g,酒当归 15g,鸡血藤 30g,全蝎 10g,大蜈蚣 3 条,生薏苡仁 30g,防己 15g,桑寄生 15g,补骨脂 15g,灵仙 15g,秦艽 15g,炙甘草 6g。10 剂,水煎服,日 1 剂,早晚分服。

三诊:2016 年 12 月 11 日。右手麻木明显好转。

方药:生黄芪 50g,葛根 5g,天麻 15g,桂枝 15g,生晒参 15g,酒当归 15g,鸡血藤 30g,防己 10g,桑枝 10g,川牛膝 10g,补骨脂 15g,威灵仙 30g,炙甘草 6g,海风藤 30g。10 剂,水煎服,日 1 剂,早晚分服。

四诊:2016 年 12 月 25 日。右手麻木感已很轻微。

方药:①葛根增加至 60g,加大蜈蚣 3 条,全蝎 10g。10 剂,水煎服,日 1 剂,早晚分服。②强力补肾丸 100 丸,每次服 1 丸,1 日 2 次,午晚饭前服。

点评:俗云"痛好医,麻难疗",肺朝百脉,脾主四肢,肺气不弱,脾运正常,经脉舒通,营卫运行正常,则麻木自消。

九、癌症

结肠癌

患者:于某,男,46 岁。2016 年 3 月 4 日初诊。

病史与诊查:慢性腹泻多年,伴纳呆消瘦半年余,大便稀,呈脓状且有红血丝,有腐烂味,近十天查出结肠癌,有腹水,并做化疗。舌质暗,苔厚白腻稍干。

辨证:肿瘤之病,多为正虚邪实,加之化疗,多伤正气,腹泻日久,食欲不好,后天失养,致使正气更虚。而邪气(痰瘀邪毒)结于肠中,气滞血阻,血络伤而脓血下。

治法:拟扶正祛邪之则,健脾益气,清热解毒,化痰散瘀。

方药:党参 18g,焦白术 15g,茯苓 30g,生黄芪 45g,桂枝 10g,白芍 18g,

陈皮 10g,炒谷芽、炒麦芽各 15g,鸡内金 15g,玄参 15g,南沙参 15g,绞股蓝 30g,功劳叶 30g,炙紫菀 30g,生龙骨、生牡蛎各 30g(包煎,先煎 10 分钟),酒当归 30g,炙甘草 6g。15 剂,水煎服,日 1 剂,早晚分服。

二诊:2016 年 8 月 25 日。患者面黄消瘦,纳稍增,但食之无味。大便仍有脓血,继续用化疗方法,舌质暗淡,苔白稍厚腻,脉弦。宗上法拟调处下方,配加养阴解毒之品。

方药:生黄芪 45g,生白术 45g,党参 15g,炒薏苡仁、生薏苡仁各 30g,南沙参 30g,石斛 15g,炒谷芽、炒麦芽各 15g,炒鸡内金 15g,酒当归 30g,广木香 10g,炒枳壳 10g,砂仁 10g(后下),白豆蔻 10g(后下),焦山楂 15g,法半夏 10g,槐角 15g,蛇舌草 20g,大蜈蚣 2 条,全蝎 10g。15 剂,水煎服,日 1 剂,早晚分服。

三诊:2016 年 9 月 10 日。疗效甚佳,大便偶有脓血,仍有轻微腐臭味,食欲较前好,体力较前强。

方药:①前方加功劳叶 30g,绞股蓝 30g。15 剂,水煎服,日 1 剂,早晚分服。②自制行必备散 200g,每次服 1 汤匙,1 日 2 次,早晚饭前服。

点评:肿瘤之病,多正虚邪实,故扶正祛邪为常用之法,旨在权衡两者的轻重。患者下脓血日久,气血大虚,故着重补气,而兼养阴。初诊重用一味紫菀,化痰不专在肺而在直走大肠,可见张奇文奇思。重剂治月半,自制行必备散续用,以延疗效,旨在减轻患者痛苦,提高生存质量,继而延长患者寿命。

直肠癌

患者:刘某,男,66 岁。2016 年 8 月 3 日初诊。

病史与诊查:因直肠癌而手术 3 年,手术后曾做过放疗,并化疗 3 次。近半年直肠不适,查又复发,大便日 2~3 次,有白黏脓液和血丝。曾多方求治,喝中药很多,效不著来诊。

辨证:正虚邪实。

治法:补益肺气,清热解毒,涩肠止泻。肠癌之发,正虚邪实,仍以补中益气为主,兼收涩解毒,因患者已服很多中药,且无大效,又加之病在直肠,故选灌肠之法治之,另加服中成药。

方药:①生黄芪 45g,葛根 20g,防风 10g,苦参 15g,川黄连 10g,酒黄芩 10g,白头翁 15g,煅赤石脂 10g,五倍子 10g,白芍 30g,车前子 30g,三七粉

10g(包煎)。12 剂,水煎取药液 500mL,分 2 次灌肠,日 1 剂。②自制行必备散 200g,每次服 1 汤匙,1 日 2 次,早晚饭前服。

二诊:2016 年 8 月 17 日。灌肠后肛门内感觉舒服,大便脓液和血丝减少。

方药:于灌肠方加生晒参 15g,炒槐角 15g,炒地榆 15g,脱力草 30g。15 剂,水煎取药液 500mL,分 2 次灌肠,日 1 剂。

三诊:2016 年 11 月 18 日。患者感觉良好,大便近正常,肛部不适感消失,微觉有点疼痛。

方药:①于上次灌肠方加制没药 10g,血竭(国产)10g,苦参至 25g,炒槐角加至 30g,生晒参加至 20g。15 剂,水煎取药液 500mL,分 2 次灌肠,日 1 剂。②自制行必备散 200g,每次服 1 汤匙,1 日 2 次,早晚饭前服。

点评:直肠癌复发,手术已不能行,加之患者遍求诸医,中药汤剂已喝了很多,且疗效不著,故张奇文遵治疗之则而改灌肠之法,收效甚著,同时用中成药巩固疗效。临证处方遣药,应据情而变通,正在于此。

胃癌术后

患者:朱某,女,58 岁。2015 年 8 月 6 日初诊。

病史与诊查:胃癌术后半年,腰痛,全身无力,吃饭不多,幼时有哮喘史,有时仍犯咳嗽。

辨证:肿瘤术后,元气大伤,脾胃虚弱。

治法:补气养血,健脾和胃,祛风解毒,补肾利湿。

方药:①炒苍术 15g,姜厚朴 10g,炒续断 15g,桑寄生 15g,全蝎 10g,大蜈蚣 3 条,川牛膝 10g,生黄芪 30g,生晒参 15g,枸杞子 15g,生薏苡仁 30g,砂仁 10g(后入),蛇舌草 30g,八月札 10g,炙甘草 6g,广木香 10g,制乳香、没药各 10g。15 剂,水煎服,日 1 剂,早晚分服。②自制行必备散 200g,每次服 1 汤匙,1 日 2 次,午晚饭后服。

二诊:2015 年 8 月 21 日。服药后,腰不痛,有力气。

方药:①生黄芪 45g,桑叶 20g,天麻 15g,夜交藤 30g,焦白术 15g,炒谷芽 15g,焦山楂 15g,炒莱菔子 15g,炙鸡内金 15g,竹叶 6g,车前草 30g,蒲公英 30g,蛇舌草 30g,炒续断 15g,白茅根 30g,生薏苡仁 45g,甘草 6g。15 剂,水煎服,日 1 剂,早晚分服。②自制行必备散 200g,服法同上。

三诊:2015 年 9 月 7 日。服上药后,感觉良好。

方药:①前方加红景天15g,绞股蓝15g,玉竹15g。10剂,水煎服,日1剂,早晚分服。②自制行必备散200g,服法同上。

四诊:2015年9月24日。全身感觉很好,睡眠也可。

方药:①生地黄10g,玄参20g,麦冬15g,竹叶10g,灯心草6g,川木通10g,萹蓄15g,瞿麦15g,益智仁10g,川牛膝15g,炒续断15g,忍冬藤30g,蒲公英30g,生薏苡仁45g,乌药15g,炙甘草6g,蛇舌草30g,败酱草15g。10剂,水煎服,日1剂,早晚分服。②自制行必备散200g,服法同上。

点评:恶性肿瘤之后期或术后,多正虚邪实,张奇文补中寓攻,疗效颇佳,提高并改善带瘤生存或术后患者的生活质量,中医疗法可大显神威。

阴疽失容

患者:徐某,男,60岁。2015年9月23日初诊。

病史与诊查:13年前,在左颧骨处有一米粒大小红点,一直不长皮,一喝酒就出血,3年后长到高粱粒大,第4年渐渐往左颧上,外眼角左下方形成一溃疡面,如柿饼大小,流脓水,不结痂,不痛不痒。舌质暗,苔白厚腻,脉沉迟。患者于2015年做病理,诊断为:面部皮肤基底细胞癌。

辨证:阳气内滞,痰瘀互结,客于经脉,疽生而成,久年不愈。

治法:益气通阳,化瘀散结,祛风生肌。

方药:①外用(灸法回阳)熟川附子100g,为细末,黄酒(绍兴产三年陈花雕)和饼为三个铜钱大,按疮上,以艾灸熏(艾绒)。②生黄芪45g,生晒参18g(另煎),酒当归30g,桂枝10g,白芷15g,全蝎10g,大蜈蚣3条,僵蚕10g,赤芍10g,干姜15g,熟地黄30g,山萸肉15g,川牛膝10g,桔梗10g,炙甘草6g,防风10g。10剂,水煎服,日1剂,早晚分服。

二诊:2015年10月5日。一天艾灸20壮,艾炷可大可小,服药9付,平时没感冒,屁多、屁臭。

方药:生附子100g(加生姜50g,切片,先煎2小时,边煎边尝,以微麻为度),生黄芪100g,高丽参18g(另煎),桂枝20g,干姜30g,生麻黄15g,辽细辛30g,全蝎15g,大蜈蚣5条,白芷20g,炙甘草30g,升麻20g,柴胡20g,鹿角胶30g(烊化),炒白芥子20g。10剂,水煎服,日1剂,早晚分服。

三诊:2015年10月14日。服药第1天,干呕欲吐,但不头晕,舌头不麻。吃到第3付后,觉得浑身冒冷气。局部灸完后,患部觉痒、痛,外灸药已用完,嘱其暂停5天。

四诊:2015年11月10日。最近4~5天伤口已结痂,不红不痛不痒,自觉体力有时好转。

方药:①上方加酒黄芩30g,熟地黄60g,紫油桂10g,蒲公英100g,紫草30g,白芷30g。15剂,水煎服,日1剂,早晚分服。②生附子500g,为细末,用黄酒做成饼状(饼约10g),状如3个铜钱,按上法继灸患处。

五诊:2015年12月2日。局部已开始退痂,四周边缘高起,疮面已出现新鲜肉芽。感觉心前区偶有刺痛,嘱其注意,勿感寒凉,防止感冒,舌苔不腻,脉和缓。

方药:上方继服,考虑其有冠心病,上方加丹参30g。15剂,水煎服,日1剂,早晚分服。

六诊:2016年1月20日。脉平稳,睡眠好。

方药:上方继服15剂,加灸法续用。

点评:阳滞于阴则发疽,所发无定处。重用附子100g,《神农本草经》云其味辛温,主风寒咳逆邪气,温中,金创,破癥坚积聚。《名医别录》云其甘,大热,有大毒。附子治阴疽疮漏及一切沉寒痼冷之疾。黄芪100g,补气通阳,以化寒痰,祛瘀血。妙在用熟附子为末,黄酒和为饼,敷而灸之,亦回阳之绝好之法。终致阳回阴散,患处愈合,脱痂而愈。

第二节 外科疾病

一、疮疡

瘰 疬

患者:杨某,女,50岁。2015年7月23日初诊。

病史与诊查:颈部双侧淋巴结肿大,疼痛月余,初始发热,咽痛头痛。舌淡红,苔黄腻,脉和缓。

辨证:风毒痰火,结于颈侧,而生瘰疬。

治法:清热解毒,化痰散结。

方药:①咽门缩桃丸 150g,每次服 6g,1 日 2 次,午晚饭后服。②柴胡 18g,酒黄芩 10g,桔梗 10g,浙贝母 10g,金银花 30g,炒牛蒡子 10g,连翘 10g,鱼腥草 30g,生石膏 30g(包煎,先煎 30 分钟),马鞭草 15g,薄荷 10g(后入),炒杏仁 10g,生牡蛎 30g(包煎,先煎 10 分钟),马勃 10g(包煎),甘草 10g,板蓝根 15g。生姜 3 片,大枣 3 枚为引。8 剂,水煎服,日 1 剂,早晚分服。

二诊:2015 年 8 月 7 日。仍有咽痛,淋巴结肿大,压之则痛。

方药:夏枯球 15g,柴胡 15g,酒黄芩 15g,川黄连 10g,生石膏 30g(包煎,先煎 10 分钟),酒大黄 10g(后入),玄参 30g,麦冬 30g,天花粉 10g,桔梗 10g,金银花 30g,连翘 15g,荆芥 10g,板蓝根 15g,僵蚕 10g,全蝎 10g,大蜈蚣 3 条,甘草 6g。10 剂,水煎服,日 1 剂,早晚分服。

三诊:2015 年 9 月 2 日。颈部淋巴结已不痛,且有缩小,嗓子稍有异物感,舌淡红,苔薄黄,脉缓。

方药:①咽门缩桃丸 150g,服法同上。②玄参 30g,麦冬 30g,炒牛蒡子 10g,薄荷 15g(后入),桔梗 10g,酒黄芩 10g,法半夏 10g,生石膏 30g(包煎,先煎 10 分钟),橘红 10g,小松贝母 10g,菊花 15g,桑叶 20g,川黄连 10g,乌梅 15g,柴胡 15g,炙甘草 6g,鱼腥草 30g,炙冬花 15g。10 剂,水煎服,日 1 剂,早晚分服。

点评:张奇文自制咽门缩桃丸,既治乳蛾肿大,又治瘰疬疼痛,且效果皆佳,所谓异病同治也。

脱 发

患者:李某,男,20 岁。2013 年 11 月 4 日初诊。

病史与诊查:脱发 1 年,加重 2 月,夜睡不宁,多梦。舌淡红,苔薄白,脉沉细弱。

辨证:肾虚受风。

治法:补肾养血,祛风止脱。

方药:①制首乌 50g,生地黄 100g,牡丹皮 50g,赤芍 50g,酒当归 45g,丹参 100g,黑芝麻 150g,女贞子 50g,桑叶 50g,僵蚕 50g,地龙 50g,川芎 20g,天麻 40g,防风 30g,旱莲草 50g,枸杞子 50g,桑椹子 50g,川牛膝 30g,甘草 15g。共为细末,水泛为丸,加滑石粉 100g,每次服 10g(1 丸),1 日 2 次,午晚饭后服。②强力补肾丸 20 丸,每次服 1 丸,1 日 2 次,早晚饭前服。③洗方:生地黄 30g,荆芥穗 20g,防风 15g,桂枝 30g,蔓荆子 20g,赤芍 15g,酒当归

30g,川芎20g,大枫子15g,硼砂10g(化入),白矾6g(化入)。5剂,水煎外洗,1日洗2次。

二诊:2013年11月9日。中药煎汤外洗,尤觉效显,洗头时,脱发已经很少,脉好转,左寸脉大。

方药:枕中丹60丸,每次服1丸,晚饭后睡前服。

点评:慢病缓图,以丸治之。强力补肾丸和初诊特制丸药,其补肾之力更著。脱发之治,不忘外洗,收效更速,特别在初治之时尤为重要。

二、皮肤病

手足癣

患者:王某,女,32岁。2015年5月19日初诊。

病史与诊查:手癣、脚癣,先起疱,继而脱皮月余,奇痒,搔之有水。

辨证:温热风毒,蕴于四肢肌肤,故水疱脱皮,而奇痒难忍。

治法:清热泻火解毒,祛风除湿止痒。

方药:雄黄10g,硫黄15g,蛇舌草30g,透骨草30g,豨莶草30g,夜交藤30g,紫荆皮30g,大枫子15g,木鳖子15g,蒲公英45g,苦参15g,芒硝30g,硼砂15g(后入),地骨皮30g,黄柏30g,川椒20g。10剂,加山西老陈醋,水煎外洗,1日2~3次,先熏再泡洗。

二诊:2015年6月1日。已全好,应根治。

方药:生石灰500g,加水粉开,上锅煮10分钟,去渣,用清水加侧柏叶捣粉,加生乳香15g,生没药15g,外用搽手脚,1日2~3次。

点评:癣病之治,外用为要,初诊外洗已告痊愈,为防再发,再用新方,乃为医之菩萨心肠。

手癣

患者:王某,女,49岁。2015年6月22日初诊。

病史与诊查:手癣脱皮出水1年,瘙痒难忍,45岁时停经,白带近无。

辨证:湿热蕴阻。

治法:清热利湿止痒。

方药:①生地黄30g,牡丹皮10g,赤芍10g,炒桃仁10g,白鲜皮30g,生薏苡仁45g,地肤子15g,蛇床子15g,徐长卿30g,苦参15g,水牛角丝10g(先煎10分钟),夜交藤30g,槐花15g,白芷15g,生石膏30g(包煎,先煎10分钟),泽泻15g,猪苓15g,川木通10g,荆芥10g。10剂,水煎服,日1剂,早晚分服。②生石灰500g,泡5个小时,沉淀后用清水,加生侧柏叶100g,生乳香5g,生没药5g,共捣,拧出汁外用。

二诊:2015年7月1日。手癣症状减轻,用上石灰水,汗疱疹不痛,但手心仍痒,皮肤裂口。

方药:生石膏45g(包煎,先煎10分钟),炒苍术18g,盐黄柏15g,木瓜10g,川牛膝15g,独活10g,川芎10g,防己12g,川木通6g,生地黄15g,赤芍15g,川黄连15g,酒当归15g,知母18g,炒槟榔10g,白术18g,酒大黄10g,生甘草10g,炒桃仁15g,红花10g,连翘10g,制没药10g,炒神曲30g。10剂,水煎服,日1剂,早晚分服。

三诊:2015年7月12日。手癣已好,现睡眠不佳。

方药:上方加夜交藤30g,透骨草30g,生黄芪45g,瓜蒌30g,焦三仙各15g。10剂,水煎服,日1剂,早晚分服。

点评:手癣顽疾,治而痊愈,发于单手,内服收功,一外一内,视之轻重,深浅不同,治法各异。

体 癣

患者:赵某,女,43岁。2015年4月3日初诊。

病史与诊查:两足足跟处湿疹年余,并连及脚掌部,皮厚而裂纹,底下流黄水,奇痒难忍,入夜尤剧。经期可,经量较前少,舌质红,苔薄黄,脉细弱。

辨证:风湿热毒下注。

治法:清热解毒,利湿止痒。

方药:①生石膏30g(包煎,先煎10分钟),黄连10g,黄柏10g,天麻15g,川芎10g,代赭石15g(包煎,先煎10分钟),灵磁石30g(包煎,先煎10分钟),生薏苡仁45g,泽泻30g,土茯苓30g,猪苓18g,赤小豆30g,冬瓜皮30g,炙桑皮10g,芦根30g,桂枝10g,白芍30g,防风10g,炒杏仁10g,酒当归30g。10剂,水煎服,日1剂,早晚分服。②紫草20g,白芷15g,地榆15g,枯矾3g,硼砂6g,川黄连10g,黄柏10g。香油泡一夜,没过药一横指,第二天用铁锅炸枯,去渣存油,加入黄精18g,外用。

二诊:2015年4月13日。痒大减,皮仍硬,皲裂,有时畏寒怕冷。

方药:生黄芪45g,太子参20g,桂枝15g,酒当归30g,生薏苡仁45g,川萆薢30g,土茯苓39g,干姜15g,麻黄绒10g,连翘15g,盐黄柏10g,炒苍术10g,白鲜皮30g,地肤子15g,蛇床子30g,大蜈蚣3条,炒杏仁10g,炒桃仁10g。10剂,水煎服,日1剂,早晚分服。

三诊:2015年4月24日。范围明显缩小,渗出也很少,但觉口干舌燥。

方药:①紫草30g,大枫子15g,苦参30g,地榆30g,白芷18g,枯矾5g,硼砂6g,黄柏15g,川黄连15g,黄蜡25g,木鳖子15g,辽细辛10g。除硼砂、枯矾、黄蜡外,余用香油泡一夜,第二天铁锅内炸9种药物后,枯矾、硼砂、黄蜡三种药物投入,炸至冒烟,1日3次,外用。②4月13日方加玄参30g,麦冬30g。10剂,水煎服,日1剂,早晚分服。

四诊:2015年5月25日。已不痒,无渗出,皮肤稍红,不皲裂,月经正常。

方药:①养颜玉容丸60丸,每次服1丸,1日2次,早晚饭后服。②生黄芪45g,高丽参15g(另煎),麦冬30g,丹参30g,薤白10g,桂枝10g,郁金15g,酒当归30g,生白术30g,佛手10g,炒枳壳15g,节菖蒲15g,炙甘草6g。10剂,水煎服,日1剂,早晚分服。③大枫子20g,木鳖子15g,雄黄6g(包煎),硼砂10g(包煎),芒硝30g(包煎),川椒20g,徐长卿30g,金银花30g,黄柏30g,白矾6g(包煎),苦参30g。6剂,水煎外洗,1日2次。

点评:病变在体表,外治很重要,初、三诊皆用油剂外涂,而四诊根据病情辨证用外治之法,效果更显著。

黄褐斑

患者:李某,女,42岁。2015年4月17日初诊。

病史与诊查:面部黄褐斑,间发风团而痒3年,加重1年。经期正常,经来量少,色暗而有血块,偶偏头痛,肢冷畏寒,舌淡红,苔薄白,脉沉细无力。曾人工流产2次。

辨证:多次流产,伤肾伤血,气血虚弱,肢冷畏寒,凝滞冲任,血气不能上容于面,故生黄褐斑。

治法:补气养血,化瘀祛痰,散风退斑。

方药:①党参15g,生黄芪30g,桂枝10g,白芍30g,白芷15g,醋香附15g,醋延胡索30g,红参15g,川芎15g,酒当归30g,生白术15g,炒山药

30g,茯苓 30g,砂仁 6g,鹿角胶 15g(烊化),阿胶 10g(烊化),焦山楂 15g,南山楂 15g,炒薏苡仁、生薏苡仁各 30g,白附子 15g(加生姜 15g,先煎 10 分钟),全蝎 10g,大蜈蚣 2 条,炙甘草 6g,黄精 30g。10 剂,水煎服,日 1 剂,早晚分服。②养颜玉容丸 80 丸,每次服 1 丸,1 日 2 次,早晚饭后服。

二诊:2015 年 4 月 27 日。风团未发,色斑减轻。

方药:上方加生石膏 30g(包煎,先煎 10 分钟),白豆蔻 10g(后入),熟附子 30g(加生姜 30g,先煎 10 分钟)。10 剂,水煎服,日 1 剂,早晚分服。

三诊:2015 年 5 月 8 日。风团一直未再发,色斑明显减轻。

方药:①党参 15g,生黄芪 30g,桂枝 10g,白芍 30g,白芷 15g,醋香附 15g,醋延胡索 30g,僵蚕 15g,生石膏 30g(包煎,先煎 10 分钟),酒当归 15g,川芎 16g,生白术 15g,怀山药 30g,大蜈蚣 2 条,鹿角胶 15g(烊化),阿胶 10g(烊化),黄精 30g,炙甘草 6g,炒山楂 30g,白附子 15g(加生姜 15g,先煎 10 分钟),全蝎 10g。10 剂,水煎服,日 1 剂,早晚分服。②养颜玉容丸 60 丸,服法同上。

四诊:2015 年 6 月 4 日。月经色稍暗,经来量可,面部黄褐斑已很轻,舌淡,苔薄,脉沉缓。

方药:①拟 5 月 8 日方继服,15 剂,水煎服,日 1 剂,早晚分服。②养颜玉容丸 80 丸,服法同上。

点评:头为诸阳之会,补气养血,滋肾助阳为主,不主在活血化瘀,气血充足,阳气旺盛,则风寒不能侵,痰瘀不能住,自然面色姣好。

面黑皯

案 1

患者:赵某,女,43 岁。2015 年 3 月 6 日初诊。

病史与诊查:面部色斑、雀斑 7 年,加重 1 年。偶有眼睑肿胀,舌淡红,苔薄黄,脉弦。检查有痔疮、肛裂、乳腺增生、胆囊炎。面部可见少许扁平疣。

辨证:肝郁气滞,痰瘀互结,上行面则生黑皯,客于乳则生结节胀痛,下坠于魄门则生痔疮。

治法:疏肝理气,解郁清热,化痰散结。

方药:①薄荷 20g,生石膏 30g(包煎,先煎 10 分钟),柴胡 18g,酒黄芩 15g,炒栀子 10g,醋香附 18g,醋延胡索 30g,乌药 15g,川牛膝 10g,降香

10g(后入),木贼草 18g,密蒙花 15g,菊花 15g,石斛 30g,酒大黄 10g,酒当归 30g,生地黄 30g,蛇舌草 30g,生薏苡仁 30g,白芷 15g,僵蚕 10g,甘草 10g。10 剂,水煎服,日 1 剂,早晚分服。②养颜玉容丸 60 丸,每次服 1 丸,1 日 2 次,早晚饭后服。

二诊:2015 年 3 月 18 日。双眼睑已消肿,色斑稍减,雀斑也好转。舌有齿印,舌苔白厚。

方药:①麻黄绒 10g,生薏苡仁 45g,白芷 15g,炮山甲(现已禁用)粉 5g(冲服 2 次),冬瓜仁 30g,柴胡 15g,败酱草 30g,木贼草 18g,醋香附 15g,醋延胡索 30g,炙蜂房 10g,生地黄 30g,蛇舌草 30g,僵蚕 10g,酒当归 30g,川芎 10g,麦芽 30g,炙甘草 6g,薄荷 20g。10 剂,水煎服,日 1 剂,早晚分服。②醋香附 15g,木贼草 15g,苦参 15g,何首乌 15g,桑叶 10g,甘草 10g,鸦胆子 3g(捣)。10 剂,水煎外洗,1 日 2 次。

点评:木贼草、密蒙花、露蜂房皆为风药,且入肝经,配伍用之,利于消黑皯,祛赘疣,散乳癖,治痔疮。

案 2

患者:郝某,女,21 岁。2015 年 8 月 30 日初诊。

病史与诊查:面色黧黑,如烟熏,不痒,消瘦,未婚,月经不规律,经来量少,色深无块,纳可,舌淡红,苔薄白,舌体小,脉沉细弱。检查:子宫发育不良。

辨证:肾气亏损,血气不能荣于面,而生黑皯。

治法:益气补肾助阳,温经通脉祛皯。

方药:①强力补肾丸 100 丸,每次服 1 丸,1 日 2 次,午晚饭前服。②酒当归 30g,仙茅 10g,淫羊藿 10g,紫河车 30g,鹿角胶 18g(烊化),小茴香 10g,巴戟天 15g,肉苁蓉 30g,生薏苡仁 30g,白芷 15g,炮山甲(现已禁用)粉 5g(冲服 2 次),熟附子 30g(加生姜 30g,切片,先煎 30 分钟),生黄芪 45g,高丽参 15g(另煎),干姜 20g,桂枝 15g,炮姜 10g,辽细辛 10g,炙甘草 15g。10 剂,水煎服,日 1 剂,早晚分服。

二诊:2015 年 9 月 11 日。面部黑色大退,已有光泽。

方药:再取养颜玉容丸 80 丸,服法同上。

点评:同是面生黑皯,此为脾肾阳虚,寒凝脉滞,气血不能上煦于面而生。此治与肝郁气滞迥异。

案3

患者:郑某,女,39岁。2016年5月12日初诊。

病史与诊查:面部色素沉着3年,加重半年,经来量少,色黑有块,腰酸痛,舌淡红,苔薄白,脉沉细无力。

辨证:血瘀痰阻,上犯于面而生黑皯。

治法:化瘀除痰,祛风消斑。

方药:①强力补肾丸100丸,每次服1丸,1日3次,饭前服。②养颜玉容丸80丸,每次服1丸,1日2次,午晚饭后服。③酒当归30g,赤芍15g,桂枝10g,小茴香10g,生蒲黄10g(包煎),炒灵脂10g,乌药15g,醋延胡索30g,醋香附15g,白芷15g,僵蚕15g,大蜈蚣3条,炙甘草6g,益母草30g。12剂,水煎服,日1剂,早晚分服。

二诊:2016年5月24日。月经昨刚来,较前色红,少许黑块,丸药继服。

方药:汤药加生薏苡仁30g,益母草30g。12剂,水煎服,日1剂,早晚分服。

三诊:2016年6月15日。面色较前好转。

方药:前方加全蝎10g,再加大蜈蚣3条,白附子10g(先煎10分钟)。12剂,水煎服,日1剂,早晚分服。

四诊:2016年7月6日。面色明显好转。

方药:酒当归30g,赤芍15g,川芎10g,醋香附15g,醋延胡索30g,生蒲黄15g(包煎),炒灵脂15g,小茴香10g,僵蚕10g,白芷15g,醋白术10g,青皮、陈皮各10g,鹿角胶15g(烊化),炒艾叶10g,炒桃仁15g,炒杏仁10g,炙甘草6g。15剂,水煎服,日1剂,早晚分服。

点评:汤者荡也。先化瘀祛痰以除其邪气,终以强力补肾丸、养颜玉容丸以固。

皮肤瘙痒

患者:姜某,女,49岁。2016年7月17日初诊。

病史与诊查:全身皮肤瘙痒,起丘疹,时有轻重1年半,身体肥胖,经期尚可,经量很少,白带多。舌淡红,苔白厚腻,脉滑。检查有脂肪肝。

辨证:风热之邪,入于腠理,与血相搏,与湿热相合,则身起丘疹而瘙痒。

治法:祛风燥湿,消疹止痒。

方药:炒杏仁 10g,炒苍术 15g,盐黄柏 10g,茯苓 30g,白鲜皮 30g,全蝎 10g,大蜈蚣 3 条,生薏苡仁 30g,乌药 15g,醋香附 15g,赤芍 15g,川木通 10g,柴胡 15g,党参 15g,炙甘草 6g,土茯苓 30g。15 剂,水煎服,日 1 剂,早晚分服。

二诊:2016 年 8 月 3 日。疗效甚佳,吃了 3 剂时即好转,现仍觉得有点痒。

方药:上方加桑叶 30g,紫荆皮 18g,水牛角丝 10g。15 剂,水煎服,日 1 剂,早晚分服。

点评:诸病痒疮皆属心,张奇文加木通一味,《神农本草经》云:木通,味辛平,恶虫,除脾胃寒热,通利九窍、血脉、关节,令人不忘。《名医别录》云:木通,甘味无毒,散痈肿,诸结不消及金疮,恶疮,主入心经,泻火行水,通利血脉。二诊加用水牛角,清热凉血解毒,治风先治血之谓。

荨麻疹

患者:刘某,男,66 岁。2009 年 6 月 27 日初诊。

病史与诊查:患者全身成片丘疹,发痒,入夜奇痒难忍 1 年余,大便干结,面部油光,舌苔黄厚腻,脉弦滑。四处求治,均无疗效。

辨证:风毒客于肌肤,湿热阻于腠理。

治法:清肝泄热解毒,祛湿养血止痒。

方药:柴胡 25g,酒炒龙胆草 12g,生地黄 30g,牡丹皮 10g,炒栀子 10g,酒黄芩 15g,白鲜皮 30g,紫苏 30g,生薏苡仁 45g,地肤子 20g,蛇床子 15g,车前草 30g,泽泻 15g,川木通 10g,酒当归 15g,生首乌 15g,甘草 10g,金银花 30g,连翘 15g。3 剂,水煎服,日 1 剂,早晚分服。

二诊:2009 年 7 月 1 日。仍有零星丘疹,已不痒,继服汤药。

方药:生地黄 30g,柴胡 30g,酒黄芩 15g,酒炒龙胆草 12g,炒栀子 10g,连翘 30g,金银花 30g,紫草 30g,白鲜皮 30g,生薏苡仁 45g,地肤子 15g,蛇床子 15g,乌梢蛇 10g,生首乌 30g,车前草 30g,泽泻 15g,酒当归 15g,生龙骨、生牡蛎各 30g(包煎,先煎 10 分钟),鱼腥草 30g,徐长卿 20g,甘草 6g。6 剂,水煎服,日 1 剂,早晚分服。

点评:《素问·至真要大论》云:诸痛痒疮皆属于心,湿痒之疾,多从心而治。而张奇文独治肝也。四处求治而不愈,张奇文以龙胆泻肝汤加味化裁,三剂而瘥,何以治肝? 张奇文慧眼妙手,入夜痒甚,脉弦滑,夜卧则血归于肝,弦滑,肝胆湿热之脉也。

湿疹

患者:郭某,女,44岁。2015年5月12日初诊。

病史与诊查:泛发湿疹,奇痒难忍2月余,伴倦怠无力。经期正常,经来色暗,少许血块,曾先后流产4次。服用外方月余而不愈。舌淡红有齿印,舌苔黄而厚,脉弦滑数。

辨证:血瘀胞宫,经来有块,感风湿热毒,客于肌肤,而生湿疹发痒。

治法:清利湿热,活血化瘀。

方药:酒当归30g,赤芍15g,紫草30g,水牛角丝10g(先煎10分钟),牡丹皮10g,醋莪术10g,全蝎10g,大蜈蚣2条,炮山甲(现已禁用)粉5g(冲服2次),鱼腥草30g,生薏苡仁30g,蝉蜕10g,僵蚕10g,姜黄10g,酒大黄10g(后入),白鲜皮30g,地肤子10g,红花6g,泽泻30g。10剂,水煎服,日1剂,早晚分服。

二诊:2015年5月23日。湿疹已好转,局部皮肤仍粗糙,月经刚结束,经色较前好转,仍有少许血块,双乳胀痛。

方药:①乳癖消1瓶,每次10g,1日2次,冲服。②麻黄绒10g,连翘10g,赤小豆30g,蛇床子15g,炒麦芽30g,夏枯草10g,生牡蛎30g(包煎,先煎10分钟),醋香附15g,酒当归30g,赤芍15g,紫草30g,水牛角丝10g(先煎10分钟),牡丹皮10g,醋莪术10g,全蝎10g,大蜈蚣2条,炮山甲(现已禁用)粉5g(冲服2次),鱼腥草30g,生薏苡仁30g,蝉蜕10g,僵蚕10g,姜黄10g,酒大黄10g(后入),白鲜皮30g,地肤子10g,红花6g,泽泻30g。10剂,水煎服,日1剂,早晚分服。

点评:"治风先治血,血行风自灭",祛瘀通络,治其血瘀,清肺利水,祛其湿热。瘀血去,湿热清而疹自消,痒自止。

痤疮

案1

患者:徐某,女,42岁。2015年5月4日初诊。

病史与诊查:头面生痤疮10年,加重半年,经期尚可,经来量少,经色黑暗,偶见血块。睡眠不佳,好烦易怒,身体肥胖。舌淡红,苔厚腻稍黄,脉滑。10年前做甲状腺手术,西医诊断为:内分泌紊乱。

辨证:身体肥胖,痰虚内盛,日久化热,面生痤痱。

治法:祛风化痰,除湿消痤。

方药:①强力补肾丸 60 丸,每次服 1 丸,1 日 2 次,午晚饭后服。②法半夏10g,茯苓 30g,橘红 10g,姜竹茹 10g,地骨皮 10g,牡丹皮 10g,柴胡 15g,酒黄芩 10g,白芍 30g,炒枳实 10g,醋香附 15g,醋延胡索 30g,炒薏苡仁、生薏苡仁各 30g,炙甘草 6g,薄荷 10g(后入),夜交藤 30g,百合 30g,全蝎 10g,大蜈蚣 2 条。10 剂,水煎服,日 1 剂,早晚分服。

二诊:2015 年 5 月 16 日。头面痤疮已消,睡眠差,易烦躁,大便正常,右手凉。

方药:桂枝 10g,陈皮 10g,法半夏 10g,茯苓 30g,橘红 10g,姜竹茹 10g,地骨皮 10g,牡丹皮 10g,柴胡 15g,酒黄芩 10g,白芍 30g,炒枳实 10g,醋香附 15g,醋延胡索 30g,炒薏苡仁、生薏苡仁各 30g,炙甘草 6g,薄荷 10g(后入),夜交藤 30g,百合 30g,全蝎 10g,大蜈蚣 2 条。10 剂,水煎服,日 1 剂,早晚分服。

三诊:2015 年 5 月 25 日。诸症明显减轻,拟下方。

方药:炒麦芽、生麦芽各 15g,桔梗 10g,僵蚕 10g,桂枝 10g,陈皮 10g,法半夏 10g,茯苓 30g,橘红 10g,姜竹茹 10g,地骨皮 10g,牡丹皮 10g,柴胡10g,酒黄芩 10g,白芍 30g,炒枳实 10g,醋香附 15g,醋延胡索 30g,炒薏苡仁、生薏苡仁各 30g,炙甘草 6g,薄荷 10g(后入),夜交藤 30g,百合 30g,全蝎10g,大蜈蚣 2 条。10 剂,水煎服,日 1 剂,早晚分服。

点评:面部痤疮,不仅仅只清肺热,因夹杂痰湿,也要清痰祛湿,久病肾虚,拟佐用强力补肾丸。

案 2

患者:周某,男,33 岁。2015 年 11 月 2 日初诊。

病史与诊查:面部痤疮 3 年,加重 3 月,浑身无力,腰痛膝软,大便干结,舌淡红,苔薄,脉细弱。

辨证:肺脾虚,肾气弱,故倦怠腰酸,痰湿化热上泛,而生痤疮。

治法:补肺,健脾,益肾。

方药:①强力补肾丸 100 丸,每次服 1 丸,1 日 3 次,饭前空腹服。②生黄芪 45g,生晒参 15g(另煎),葛根 30g,川羌活 10g,川牛膝 15g,生石膏 30g(包煎,先煎 10 分钟),僵蚕 10g,醋香附 15g,炙甘草 10g。12 剂,水煎服,日 1 剂,早晚分服。③养颜玉容丸 60 丸,每次服 1 丸,1 日 2 次,午晚饭后服。

二诊:2015 年 11 月 15 日。症状已好转,大便正常,面部痤疮明显减轻。

方药:玄参 30g,南沙参 15g,北沙参 15g,麦冬 30g,柴胡 15g,酒黄芩 10g,生石膏 30g(包煎,先煎 10 分钟),生薏苡仁 30g,乌梅 10g,炙甘草 6g。12 剂,水煎服,日 1 剂,早晚分服。

点评:以补为主,补中稍寓清热祛风疏散之品,不专治痤疮而正气得补,痤疮自消。

案 3

患者:王某,女,22 岁。2016 年 4 月 1 日初诊。

病史与诊查:面部起丘疹痘疮 7 年,加重 1 年,色红而痒,痛而不肿。经期正常,经来色黑有块,经期少腹偶痛。畏寒怕冷,大便干结,春秋季节交替时身痒,舌淡红,苔薄黄,脉弦数。检查:两侧扁桃体Ⅱ度大,稍充血。

辨证:脾胃湿热,合风毒之邪,上客于面则生痤疮,阻于咽门则生乳蛾,下坠于大肠则大便干结。

治法:清热祛湿,祛风解毒,化痰散结。

方药:①养颜玉容丸 60 丸,每次服 1 丸,1 日 2 次,早晚饭后服。②咽门缩桃丸 150g×2 瓶,每次服 5g,1 日 2 次,午晚饭后服。③酒当归 30g,川芎 15g,赤芍 15g,醋香附 15g,醋延胡索 30g,川牛膝 6g,益母草 30g,生蒲黄 10g(包煎),炒灵脂 10g,乌药 15g,炒桃仁 10g,紫油桂 6g,炮姜 6g,炒续断 15g,炙甘草 6g,柴胡 10g,青皮、陈皮各 10g,僵蚕 10g,蝉蜕 10g,酒大黄 10g(后入)。10 剂,水煎服,日 1 剂,早晚分服。

二诊:2015 年 4 月 11 日。大便稍好,面部仍可见粟疹,继服养颜玉容丸。

方药:蝉蜕 10g,僵蚕 10g,生地黄 20g,生石膏 30g(包煎,先煎 10 分钟),焦三仙各 15g,知母 10g,白鲜皮 30g,酒黄芩 10g,川黄连 10g,醋香附 10g,蛇舌草 30g,生薏苡仁 30g,白芷 15g,甘草 6g,酒大黄 10g(后下)。10 剂,水煎服,日 1 剂,早晚分服。

三诊:2015 年 4 月 25 日。大便已正常,面部丘疹已消,仍带暗色,脾胃湿热,当从脾湿论治。

方药:①生黄芪 30g,炒苍术 15g,姜厚朴 6g,陈皮 10g,川萆薢 30g,蒲公英 30g,炒薏苡仁、生薏苡仁各 30g,酒当归 15g,川芎 6g,赤芍 10g,醋香附 15g,醋延胡索 30g,广藿香 6g,玄参 30g,麦冬 15g,茯苓 30g,白芷 10g,炙甘草6g。10剂,水煎服,日1剂,早晚分服。②养颜玉容丸30丸,每次服1丸,1日2次,午晚饭后服。

点评:临床病证表现多端,然湿热瘀毒是其本,治病必求于本。

带状疱疹

患者:郭某,女,49岁。2012年4月30日初诊。

病史与诊查:缠腰火丹已8~9天,靠左侧腰部,腋窝后有水疱聚焦,晚上11点到凌晨1点痛得坐不住,从下午开始加重,此起彼伏,缠绵不断,脉沉弦。

辨证:肝胆湿热,蕴阻经脉,发疱而痛。

治法:清肝利胆,解毒止痛。

方药:①如意金黄散30g,加龙虎斗10g,水飞雄黄3g,茶水调敷,1日2次。②酒炒龙胆草10g,炒苍术15g,盐黄柏10g,川木通6g,柴胡15g,炒栀子10g,酒黄芩10g,生薏苡仁30g,金银花30g,连翘15g,泽泻30g,车前草30g,炙甘草6g,制没药6g,生地黄30g,酒当归10g。8剂,水煎服,日1剂,早晚分服。

二诊:2012年5月7日。缠腰火丹已愈,有痔疮,大便时痔核脱出,微疼痛,未便血。

方药:①酒当归30g,川芎10g,赤芍15g,乌药15g,醋香附15g,醋延胡索30g,槐花15g,酒大黄10g(后入),桂枝15g,茯苓30g,益母草30g,广木香10g,炒桃仁10g,炒杏仁10g,甘草6g。10剂,水煎服,日1剂,早晚分服。②洗痔方:双花100g,蒲公英50g,木鳖子30g,黄柏30g,甘草30g,明雄黄15g(化入),白酒200mL,浸泡45分钟,煎汤一大盆,外洗。

点评:西医学称带状疱疹,中医学称蛇丹缠腰,又称缠腰火丹。疱疹退后,最易遗留疼痛,且缠绵难愈,故初起即外敷,以止痛且效显,张奇文用法可参而行之。

酒糟鼻

患者:陈某,女,56岁。2014年12月8日初诊。

病史与诊查:酒糟鼻10余年,加重3年。时有腹泻水样大便,一天3~4次,腰部酸痛,口舌干燥,睡眠不佳,舌质紫暗,苔厚腻稍黄,脉滑。

辨证:肺开窍于鼻,肺热上逆,风毒合于鼻端,而生酒糟;脾虚运化失常,腹泻频作。

治法:清大肠以泄肺热,补脾胃以治腹泻。

方药:①葛根 18g,酒黄芩 10g,川黄连 10g,焦白术 15g,怀山药 30g,炒扁豆 15g,莲子肉 15g,炒谷芽、炒麦芽各 15g,炒鸡内金 15g,煨诃子 10g,煨豆蔻 10g,北五味 10g,紫油桂 6g,泽泻 15g,车前子 30g(包煎),炙甘草 6g。10 剂,水煎服,日 1 剂,早晚分服。②银脑四仁膏 15g,加凡士林 30g,两者合用,外用。

二诊:2014 年 12 月 20 日。酒糟鼻已近愈,胃反流,腹泻减轻。

方药:党参 30g,桂枝 15g,炒白芍 30g,焦白术 15g,怀山药 30g,炒苍术 15g,陈皮 10g,姜半夏 10g,紫蔻 10g(后入),砂仁 10g(后入),草豆蔻 10g,炒枳壳 10g,柿蒂 10g,干姜 10g,川黄连 6g,炙甘草 6g,生牡蛎 30g(包煎,先煎 10 分钟),煅瓦楞子 30g(包煎)。10 剂,水煎服,日 1 剂,早晚分服。

点评:君以葛根芩连汤,清肺热下移大肠,以止泄利。内清肺及大肠之热,而加外治之膏,敷之鼻部,愈而更速。

三、肛门直肠疾病

痔 疮

患者:孙某,女,28 岁。2015 年 1 月 26 日初诊。

病史与诊查:肛门疼痛肿胀 3 天,经常大便干结,经前加重,月经正常。面色紫暗,舌下脉络瘀阻,舌淡红,苔薄黄,脉弦紧。检查为痔核红肿。

辨证:《黄帝内经》云:"因而饱食,筋脉横解,肠澼为痔。"患者气郁血滞,热毒结于大肠。

治法:健脾祛湿,化瘀消痔。

方药:①生黄芪 5g,酒当归 10g,焦白术 15g,防风 10g,全蝎 10g,川芎 15g,赤芍 15g,大蜈蚣 3 条,天麻 15g,鹿角胶 10g(烊化),炙甘草 6g,炒苍术 15g,淫羊藿 15g。10 剂,水煎服,日 1 剂,早晚分服。②大枫子 15g,木鳖子 15g,金银花 50g,乳香、没药各 15g,生马钱子 6g,花椒 30g,枯矾 10g(后入),硼砂 6g(后入),鱼腥草 60g,苦参 60g,甘草 30g。用二锅头酒 1 瓶浸泡,后加水煎,外洗患处,1 日 2 次,先熏后洗,1 付药洗 2 天。③法半夏 12g,茯苓 30g,炒苏子 10g,醋香附 15g,醋延胡索 30g,桔梗 10g,甘草 10g。5 剂,水煎服,日 1 剂,早晚分服。

二诊:2015 年 2 月 9 日。大便已正常,痔疮不痛,痔核消退。

点评:痔疮有形于外,必用外洗之法,内外兼治,其效甚速,内服兵分两路,除主方外,另组一方祛痰,理气止痛,5 剂而痔核消,疼痛止,此治法甚为精妙。

第三节　妇科疾病

一、月经病

月经先期

患者:于某,女,26 岁。2016 年 6 月 24 日初诊。

病史与诊查:经来提前,1 个月 2 次已有半年,已婚未孕,素易烦躁,双眼觉胀,舌红,苔薄黄,脉弦数。检查:甲亢,甲状腺肥大,肝功异常,已服药 2 个月。

辨证:肝郁气滞,痰火互结。

治法:疏肝清热,化痰散结,宁心安神。

方药:乌梅 15g,焦山楂 15g,醋香附 15g,玫瑰花 15g,浙贝母 10g,天花粉 15g,生石膏 30g(包煎,先煎 10 分钟),夏枯草 15g,桔梗 6g,葛根 30g,柴胡 10g,酒黄芩 15g,酒当归 30g,全蝎 10g,大蜈蚣 3 条,生牡蛎 30g(包煎,先煎 10 分钟),甘草 6g,金樱子 15g,夜交藤 30g,炒酸枣仁 30g。15 剂,水煎服,日 1 剂,早晚分服。

二诊:2016 年 7 月 10 日。服上方症状好转,继服 15 剂。

三诊:2016 年 7 月 24 日。症状较前减轻。

方药:上方加玄参 15g,继服 15 剂。

四诊:2016 年 8 月 21 日。做梦减少,月经已正常,查肝功能正常。

方药:上方加浙贝母 10g,小松贝母 10g,继服 15 剂。

五诊:2016 年 9 月 10 日。上方继服 15 剂。

点评:一味乌梅,味酸性平,除热烦满,安心为君,合焦山楂,香附,玫瑰花,疏肝解郁,清热除烦,活血化瘀,可谓之用。

月经后期

患者:陈某,女,44 岁。2015 年 5 月 15 日初诊。

病史与诊查:经期延后,月经量少,甚则三月一行,浑身乏力,乳房胀痛,畏寒怕冷,面部有色斑,舌淡,苔薄白,脉沉细无力。

辨证:气滞血瘀,肾阳不足。

治法:补气养血,活血祛瘀,温肾助阳。

方药:①养颜玉容丸60丸,每次服1丸,1日2次,午晚饭后服。②酒当归18g,川芎10g,赤芍15g,桂枝10g,炮山甲(现已禁用)10g(先煎10分钟),乌药15g,醋香附15g,干姜15g,熟附子15g(加15g生姜,切片,先煎15分钟),益母草30g,生蒲黄10g(包煎),醋延胡索10g,凌霄花10g,大蜈蚣2条,炙甘草6g,炒续断30g。10剂,水煎服,日1剂,早晚分服。

二诊:2015年5月26日。5月20日月经来,量少,乳房不胀不痛,无畏寒。

方药:生黄芪45g,酒当归30g,柴胡15g,赤芍15g,小茴香15g,生蒲黄12g(包煎),炒灵脂15g(包煎),紫油桂10g,炮姜15g,青皮、陈皮各10g,鹿角胶15g(烊化),玫瑰花15g,月季花15g,炙蜂房15g,干姜20g,大蜈蚣3条,凌霄花15g,生薏苡仁30g,蒲公英30g,炙甘草6g,益母草30g,炮山甲(现已禁用)粉5g(冲服2次)。10剂,水煎服,日1剂,早晚分服。

三诊:2015年6月17日。气色好转,月经已来,经来乳房不胀不痛,左寸口稍大。

方药:白术15g,炒续断30g,生黄芪45g,酒当归30g,柴胡15g,赤芍15g,小茴香15g,生蒲黄12g(包煎),炒灵脂15g(包煎),紫油桂10g,炮姜15g,青皮、陈皮各10g,鹿角胶15g(烊化),玫瑰花15g,月季花15g,炙蜂房15g,干姜20g,大蜈蚣3条,凌霄花15g,生薏苡仁30g,蒲公英30g,炙甘草6g,益母草30g,炮山甲(现已禁用)粉5g(冲服2次)。10剂,水煎服,日1剂,早晚分服。

四诊:2015年7月1日。最近一次月经量少,脉沉细弱。

方药:酒当归30g,川芎18g,赤芍10g,全蝎10g,大蜈蚣3条,白芷15g,醋香附15g,天麻15g,川牛膝10g,益母草30g,凌霄花15g,红参10g(另煎),夏枯草15g,生黄芪45g,党参18g,豨莶草30g,白芍15g,炙甘草6g,防风10g。12剂,水煎服,日1剂,早晚分服。

五诊:2015年7月27日。月经来4日,纳可,左手脉细。

方药:熟地黄30g,鹿角胶15g(烊化),酒当归30g,川芎18g,赤芍10g,全蝎10g,大蜈蚣3条,白芷15g,醋香附15g,天麻15g,川牛膝10g,益母草30g,凌霄花15g,红参10g(另煎),夏枯草15g,生黄芪45g,党参18g,豨莶草

30g,白芍 15g,炙甘草 6g,防风 10g。10 剂,水煎服,日 1 剂,早晚分服。

六诊:2015 年 8 月 10 日。面部色斑明显减轻。

方药:酒当归 30g,熟地黄 30g,川芎 10g,生麦芽 30g,荔枝核 10g,橘核 10g,赤芍 15g,乌药 15g,醋香附 15g,醋延胡索 30g,炮山甲(现已禁用)6g(先煎 10 分钟),益母草 30g,鹿角胶 15g(烊化),阿胶 10g(烊化),骨碎补 15g,狗脊 30g,川牛膝 10g,炙甘草 10g。12 剂,水煎服,日 1 剂,早晚分服。

七诊:2015 年 8 月 30 日。近三次月经周期正常,每次经来四日,色红,无块,乳房不胀不痛,面色好转,色斑退,有光泽,舌淡红,苔薄白,脉稍沉弱。

方药:上方再取 10 剂,巩固之。

点评:寒热并用,攻补兼施,一味凌霄花,治妇人产乳余疾,血闭,崩中,癥瘕;一味炙蜂房,祛寒热邪气,在调经方中,多不被用。张奇文用之而疗效颇显,足见巧思。

崩　漏

患者:王某,女,46 岁。2016 年 7 月 6 日初诊。

病史与诊查:月经提前,经量过多 1 年,经来有块,色暗红,经前乳胀疼痛,常常失眠。舌淡红,有瘀斑,苔薄黄,脉弦。西医检查诊断为贫血。

辨证:气虚血热,加之肝郁气滞。

治法:清热补气,凉血止血。

方药:①乳癖消 400g,每次服 10g,1 日 3 次,饭后服。②生地黄 15g,牡丹皮 10g,赤芍 15g,贯众炭 30g,炒地榆 15g,炒酸枣仁 30g,远志 10g,川黄连 10g,法半夏 10g,夜交藤 30g,柴胡 15g,炒栀子 10g,青皮、陈皮各 10g,炙甘草 6g,生黄芪 45g,生晒参 20g。10 剂,水煎服,日 1 剂,早晚分服。

二诊:2016 年 7 月 22 日。经血较前量少,血块也较前减少,睡眠好转,乳胀痛减轻。

方药:①乳癖消 400g,服法同上。②上方加合欢皮 30g,浮小麦 30g。10 剂,水煎服,日 1 剂,早晚分服。

点评:失血日久,其治不仅在止,重用芪参以固其元气,元气旺则血易生。

月经过少

患者:泮某,女,31 岁。2015 年 5 月 14 日初诊。

病史与诊查:月经过少3年,经期尚可,色淡红无血块。经前乳胀,经来腰酸。睡眠不佳,畏寒怕冷,于2012年流产清宫1次。舌淡红,苔薄白,脉细弱无力。检查:子宫内膜0.7cm。

辨证:肾阳不足,气血虚弱。

治法:补肾助阳,健脾养血。

方药:生黄芪45g,高丽参15g(另煎),桂枝15g,干姜25g,熟附子30g(加生姜30g,切片,先煎30分钟),生龙骨、生牡蛎各30g(包煎,先煎10分钟),紫石英30g(包煎,先煎10分钟),煅磁石30g(包煎,先煎10分钟),巴戟天30g,紫河车30g,鹿角胶18g(烊化),胡芦巴30g,淫羊藿15g,紫油桂10g,炮姜10g,小茴香15g,炒续断30g,紫蔻15g(后入),辽细辛6g,砂仁15g(后入),酒当归30g,炙甘草15g。生姜5片,大枣5枚为引。10剂,水煎服,日1剂,早晚分服。

二诊:2015年5月25日。月经昨日已来,较前量多,颜色红,无血块。

方药:水蛭10g,炒桃仁10g,大蜈蚣3条,炮山甲(现已禁用)6g(先煎10分钟),生黄芪45g,高丽参15g(另煎),桂枝15g,干姜25g,熟附子30g(加生姜30g,切片,先煎30分钟),生龙骨、生牡蛎各30g(包煎,先煎10分钟),紫石英30g(包煎,先煎10分钟),煅磁石30g(包煎,先煎10分钟),巴戟天30g,紫河车30g,鹿角胶18g(烊化),胡芦巴30g,淫羊藿15g,紫油桂10g,炮姜10g,小茴香15g,炒续断30g,紫蔻15g(后入),辽细辛6g,砂仁15g(后入),酒当归30g,炙甘草15g。生姜5片,大枣5枚为引。10剂,水煎服,日1剂,早晚分服。

三诊:2015年6月7日。睡眠好转,已无畏寒怕冷。

方药:水蛭10g,炒桃仁10g,大蜈蚣3条,炮山甲(现已禁用)6g(先煎10分钟),生黄芪45g,高丽参15g(另煎),桂枝15g,干姜25g,熟附子30g(加生姜30g,切片,先煎30分钟),生龙骨、生牡蛎各30g(包煎,先煎10分钟),紫石英30g(包煎,先煎10分钟),煅磁石30g(包煎,先煎10分钟),巴戟天30g,紫河车30g,鹿角胶18g(烊化),胡芦巴30g,淫羊藿15g,紫油桂10g,炮姜10g,小茴香15g,炒续断30g,紫蔻15g(后入),辽细辛6g,砂仁15g(后入),酒当归30g,炙甘草15g。生姜5片,大枣5枚为引。10剂,水煎服,日1剂,早晚分服。

点评:用紫河车、鹿角胶等血肉有情之品,治伤中劳绝,腰痛羸瘦,中气不足及妇人血闭无力,合大量温热助阳之品,用之尤妙。

痛 经

患者:康某,女,36 岁。2016 年 5 月 10 日初诊。

病史与诊查:经来腹痛伴腰部胀痛 8 年,加重 1 年,少腹冷,有下坠感。舌下脉络瘀阻,舌质稍暗,苔薄白。西医检查诊断为子宫内膜异位症。

辨证:寒邪客于胞络,损及冲任之脉,气血瘀阻,故经来少腹疼痛,腰部胀痛。

治法:补肾温经,化瘀止痛。

方药:①强力补肾丸 100 丸,每次服 1 丸,1 日 3 次,饭前服。②桂枝 10g,白芍 30g,酒当归 15g,川芎 10g,炒蒲黄 10g(包煎),炒灵脂 10g(包煎),乌药 15g,炒桃仁 10g,川牛膝 10g,干姜 10g,辽细辛 6g,白芷 10g,鹿角胶 18g(烊化),桑寄生 15g,炙甘草 6g,制没药 15g,小茴香 15g。10 剂,水煎服,日 1 剂,早晚分服。

二诊:2016 年 5 月 20 日。月经已来,腹不痛,腰酸胀,强力补肾丸继服。

方药:酒当归 18g,川芎 10g,赤芍 15g,炒续断 30g,炒杜仲 10g,生蒲黄 10g(包煎),炒灵脂 10g(包煎),桂枝 10g,白芍 30g,乌药 15g,炒桃仁 10g,大蜈蚣 3 条,川牛膝 10g,干姜 10g,辽细辛 6g,白芷 10g,鹿角胶 15g(烊化),桑寄生 15g,制没药 15g,小茴香 15g,炙甘草 6g。10 剂,水煎服,日 1 剂,早晚分服。

点评:《素问·奇病论》云:"胞络者,系于肾。"肾主胞胎,肾气虚弱,寒客胞络,其虚自明,故张奇文每方皆佐鹿角胶、桑寄生,以补肾元。

二、带下病

湿滞带下

患者:郭某,女,44 岁。2015 年 8 月 11 日初诊。

病史与诊查:白带多,为球状,带油性,咽中不利,畏寒怕冷,舌下脉络瘀阻,舌淡红,苔薄黄腻,脉沉弦。

辨证:脾肾虚弱,湿热下注。

治法:健脾补肾,清热祛湿。

方药:①怀山药 30g,蒲公英 30g,炒薏苡仁、生薏苡仁各 30g,酒当归 15g,赤芍 10g,芡实 10g,炒续断 15g,桑寄生 30g,生麦芽 30g,橘核 10g,荔枝核 10g,鹿角胶 10g,乌药 15g,紫油桂 6g(后入),炮姜 10g,小茴香 10g,败酱草 30g,冬瓜仁 30g,乌贼骨 30g,炙甘草 6g。10 剂,水煎服,日 1 剂,早晚分服。②强力补肾丸 60 丸,每次服 1 丸,1 日 3 次,空腹服。

二诊:2015 年 8 月 21 日。白带明显减少。

方药:柴胡 15g,酒当归 10g,焦白术 10g,茯苓 15g,青皮 6g,陈皮 10g,法半夏 10g,白芍 15g,生薏苡仁 30g,乌药 15g,桑叶 15g,生黄芪 30g,炒枳壳 15g,姜竹茹 10g,炙甘草 6g。10 剂,水煎服,日 1 剂,早晚分服。

点评:寒热并用,清热解毒而不使湿滞。桑叶一味,入肝肺二经,清肝宣肺,以利下焦湿热。

三、妊娠病

不孕症

案 1

患者:冯某,女,36 岁。2015 年 5 月 25 日初诊。

病史与诊查:欲孕二胎,两月未果。一胎后流产一次,月经正常,经来乳房胀痛,少腹寒凉,舌淡红,苔薄白,脉弦紧。

辨证:肾阳不足,肝气郁结。

治法:补肾助阳,温经散寒。

方药:①酒当归 15g,川芎 6g,赤芍 10g,醋香附 15g,炮山甲(现已禁用)6g,乌药 15g,益母草 30g,生蒲黄 10g(包煎),炒灵脂 10g,炒续断 30g,小茴香 18g,紫蔻 15g(后入),辽细辛 6g,白芷 15g,鹿角胶 15g(烊化),紫河车 30g,虎杖 15g,桃仁泥 10g,制没药 10g,炙甘草 6g。12 剂,水煎服,日 1 剂,早晚分服。②正阳种子丹 10 丸,每次服 1 丸,1 日 1 次,绍兴产花雕酒温服。

二诊:2015 年 6 月 6 日。月经已来,乳房未胀痛。

方药:①酒当归 15g,黄柏 15g,熟地黄 30g,山萸肉 15g,怀山药 30g,茯苓 15g,车前子 15g(包煎),淫羊藿 15g,炙蜂房 10g,炒续断 15g,女贞子 15g,旱莲草 15g,醋香附 15g,小茴香 18g,桃仁泥 10g,炙甘草 6g,鹿角胶 15g(烊化)。12 剂,水煎服,日 1 剂,早晚分服。②正阳种子丹 10 丸,服法同上。

三诊:2016年9月28日。已生一女孩,因在江苏不方便来,特让其嫂子过来报喜。

点评:除用汤剂外,另加正阳种子丹,汤丸共施,种子助孕之妙招。

案2

患者:夏某,女,33岁。2015年5月9日初诊。

病史与诊查:结婚3年,性生活正常,而一直不孕。月经正常,面色萎黄,腰痛怕冷,手脚发凉。舌淡红,苔薄白,舌下青筋瘀阻,脉细弱。男方查精液常规正常。

辨证:肾主胞胎,肾阳虚弱,畏寒怕冷,手脚发凉,腰酸腿痛;欲孕而不果,是气虚寒凝,血运不畅所致。

治法:补气养血,温肾助阳。

方药:①强力补肾丸60丸,每次服1丸,1日2次,午晚饭前服。②养颜玉容丸60丸,每次服1丸,1日2次,午晚饭后服。③酒当归15g,赤芍10g,川芎6g,醋香附15g,醋延胡索30g,小茴香15g,生蒲黄10g(包煎),炒延胡索10g,益母草30g,炒桃仁10g,桂枝10g,辽细辛6g,紫蔻10g(后入),白芷10g,炮山甲(现已禁用)粉5g(冲服2次),炒续断30g,鹿角胶15g(烊化),炙甘草6g。10剂,水煎服,日1剂,早晚分服。

二诊:2015年6月11日。舌下瘀滞稍好转,脉细弱无力,月经刚过半月(5月21日经来),现值月经周期,乳不胀。

方药:小茴香18g,熟地黄30g,生黄芪45g,生晒参15g(另煎),桂枝10g,炒续断30g,酒当归30g,川芎10g,赤芍15g,怀山药30g,生蒲黄10g(包煎),茯苓15g,炒灵脂15g(包煎),补骨脂15g,淫羊藿10g,茯苓15g,紫河车30g,紫油桂6g,鹿角胶15g(烊化),紫蔻15g(后入),辽细辛6g,菟丝子18g。10剂,水煎服,日1剂,早晚分服。

三诊:2017年1月8日。来诊告知,上次调经后,怀孕了,已产后4个月,现腰酸痛,倦怠无力,脸色黄,气色不足,脉浮而弱。

方药:①养颜玉容丸80丸,每次服1丸,1日2次,午晚饭后服。②生黄芪45g,生晒参15g(另煎),桂枝10g,白芍15g,生白术15g,茯苓15g,酒当归15g,生薏苡仁30g,玉竹15g,黄精30g,炙甘草6g,陈皮10g。12剂,水煎服,日1剂,早晚分服。

点评:月经正常,而用化瘀之药,皆因患者舌下青筋瘀阻,且婚三年,男方精液常规正常而不孕,非独气血虚弱,肾阳不足,且有气血瘀滞。张奇文见微而知著,寓通于补中,三年不孕而一朝得子。

胎萎不长

案1

患者:裴某,女,33岁。2011年4月27日初诊。

病史与诊查:孕二胎,早孕2月时用黄体酮保胎中,查无胎芽而流产半年。素常腰痛,冬天怕冷,夏天怕热,月经正常,经前乳胀,舌红,苔薄黄,脉细弱。男方查精液常规正常。

辨证:肾阳不足。

治法:温肾助阳,行气祛瘀。

方药:酒当归30g,川芎10g,赤芍15g,炮山甲(现已禁用)10g,乌药15g,活血散20g(包煎),桂枝15g,茯苓30g,小茴香15g,制黄附片15g(先用温水泡一小时,将泡水全部倒掉,再加温水,单煮黄附片1.5小时,后纳诸药共煎),生姜30g(自备),制没药6g,益母草30g,辽细辛6g,白芷15g,甘草6g,紫蔻10g。10剂,水煎服,日1剂,早晚分服。

二诊:2011年5月8日。月经提前10天,无不适,舌质红,苔薄黄,近因感冒,服过阿莫西林片。

方药:酒当归30g,川芎10g,赤芍10g,炮山甲(现已禁用)10g,小茴香15g,乌药15g,活血散20g(包煎),制黄附片30g(用法同上),生姜30g(自备),柴胡10g,益母草30g,白芷15g,紫蔻10g(后入),麻黄绒10g,辽细辛6g,桂枝10g,制没药6g,甘草6g。10剂,水煎服,日1剂,早晚分服。

三诊:2011年5月18日。药后乳胀时间由经前7天变为2天,乳胀程度减轻。

方药:①正阳种子丹10丸,经后每晚服1丸,睡前服,用绍兴产花雕酒送服。②酒当归15g,川芎6g,赤芍15g,醋香附10g,醋延胡索30g,小茴香10g,炮姜10g,紫油桂10g,炙蜂房15g,益母草30g,炒桃仁10g,活血散20g(包煎),炙甘草6g。10剂,水煎服,日1剂,早晚分服。

四诊:2011年6月22日。今日来报喜,自查试条已怀孕,脉象尚未显露,腰痛,白带不多。

方药:党参 15g,炙黄芪 30g,焦白术 15g,酒黄芩 10g,怀山药 30g,莲子肉 15g,炒续断 15g,炒杜仲 10g,砂仁 10g(后入),陈皮 10g,炙甘草 6g,桑寄生 15g。7 剂,水煎服,日 1 剂,早晚分服。

五诊:2011 年 7 月 1 日。昨日见少量暗红色物流出,脉和缓,两尺稍弱。

方药:熟地黄 30g,砂仁 10g(后入),炒续断 15g,炒杜仲 15g,贯众炭 30g,生白术 15g,酒黄芩 10g,鹿角霜 10g,枸杞子 15g,桑寄生 15g,茯苓 15g,菟丝子 15g(包煎),炙甘草 6g,莲子肉 15g。7 剂,水煎服,日 1 剂,早晚分服。

六诊:2011 年 7 月 15 日。昨日因同房,腰痛,阴道少许出血,保胎为要,彩超检查有正常胎心搏动。

方药:焦白术 15g,酒黄芩 10g,生黄芪 30g,党参 15g,桑寄生 15g,砂仁 6g(后入),补骨脂 15g,菟丝子 15g(包煎),升麻 6g,柴胡 6g,炒续断 15g,贯众炭 30g,地榆炭 15g,莲房炭 15g,鹿角霜 15g。12 剂,水煎服,日 1 剂,早晚分服。

七诊:2013 年 8 月 25 日。今日带大女儿来看扁桃体,告知 2011 年服药后怀孕生男孩,快 2 岁了。

点评:附子无干姜不热,张奇文用黄附片合生姜并煮,增其温热,且久煮以解其毒,和桂枝助阳更佳。加麻黄、细辛,合成《伤寒论》麻黄附子细辛汤之组方,治少阴病,如钱潢所言“为温经散寒之神剂”。张奇文用来治胎萎不长,值得玩味。

案 2

患者:郭某,女,28 岁。2015 年 5 月 15 日初诊。

病史与诊查:结婚 2 年,2014 年 1 月怀孕 1 次,40 天查无胎心胎芽,男方查精液常规正常。检查:子宫内膜增厚,右侧附件伴囊性包块。2014 年 4 月因月经不来,曾服用黄体酮,现畏寒怕冷,肚子寒凉,舌淡,苔薄白,脉沉细迟。

辨证:气血虚弱,肾阳不足。

治法:补气养血,温肾助阳。

方药:①强力补肾丸 60 丸,每次服 1 丸,1 日 2 次,午晚空腹服。②酒当归 18g,川芎 10g,青皮 15g,小茴香 15g,醋香附 18g,醋延胡索 30g,生蒲黄 10g(包煎),炒灵脂 10g(包煎),乌药 15g,益母草 30g,青皮 6g,桂枝 10g,茯苓30g,炮姜10g,紫油桂粉3g(冲服2次),炮山甲(现已禁用)粉5g(冲服2次),鹿角胶15g(烊化),紫河车15g,炙甘草6g。10剂,水煎服,日1剂,早晚分服。

二诊:2015年5月26日。怕冷较前减轻。

方药:生黄芪45g,高丽参15g(另煎),桂枝15g,干姜30g,熟附子30g(加生姜30g,切片,先煎30分钟),生龙骨、生牡蛎各30g(包煎,先煎10分钟),紫石英30g(包煎,先煎10分钟),紫河车30g,鹿角胶15g(烊化),炙蜂房10g,淫羊藿15g,法半夏15g,陈皮10g,炒续断30g,胡芦巴20g,醋香附15g,醋延胡索30g,益母草30g,蒲公英30g,紫蔻10g(后入),砂仁10g(后入),乌药15g,炒川楝子10g,炙甘草15g,辽细辛6g。生姜3片,大枣3枚为引。10剂,水煎服,日1剂,早晚分服。

三诊:2015年6月15日。服药后平妥。

方药:上方再取10剂,水煎服,日1剂,早晚分服。

四诊:2015年6月28日。感觉良好。

方药:上方再取15剂,水煎服,日1剂,早晚分服。

五诊:2016年11月5日。上次服药后,便怀孕了,已产后3个月(生一男孩),现疲劳乏力,腰痛酸胀,舌淡红,苔薄白,脉弦虚弱。

方药:①强力补肾丸100丸,每次服1丸,1日2次,午晚饭前服。②生黄芪50g,高丽参18g(另煎),桂枝15g,干姜30g,熟附子30g(加生姜30g,切片,先煎30分钟),酒当归30g,巴戟天30g,胡芦巴20g,菟丝子10g(包煎),鹿角胶15g(烊化),赤芍15g,炒桃仁15g,生龙骨、生牡蛎各30g(包煎,先煎10分钟),紫石英30g(包煎,先煎10分钟),炙甘草10g。10剂,水煎服,日1剂,早晚分服。

点评:附子一味,主风寒咳逆邪气,温中,破癥坚积聚、血瘕。去脚痛冷弱,腰脊风寒,强阴,又坠胎。张奇文于不孕症用之,使之率补肾之众药,以峻补肾阳,俗手临证,莫敢用此,张奇文真英雄肝胆也。

滑 胎

案1

患者:徐某,女,41岁。2011年11月23日初诊。

病史与诊查:孕40天,因感冒服感冒药而流产,流产不净行刮宫术。后又自然流产2次,并服用戊酸雌二醇片至今1年多。现经来量少,腹痛,手脚肿而凉,腰痛畏寒,胸闷心悸,大便时干,小便频数,口干舌燥,舌淡红,苔薄白,脉细数。检查:子宫内膜异位症。

辨证:脾虚气弱,寒凝脉滞,肾经虚弱,胎元不固。

治法:益气健脾,和肾安胎。

方药:①化瘀消异丸150g×4瓶,每次服10g,1日2次,午晚饭后服。②进口高丽参15g(另煎),大黄芪45g,桂枝20g,炒苍术20g,木蝴蝶20g,姜半夏20g,茯苓30g,鹿角胶30g(烊化),炒续断20g,枸杞子20g,干姜30g,紫油桂10g,炮姜15g,酒当归30g,阿胶珠15g,砂仁15g(后入),白豆蔻15g(后入),生龙骨、生牡蛎各30g(包煎,先煎10分钟),灵磁石30g(包煎,先煎10分钟),紫石英30g(包煎,先煎10分钟),陈皮20g,生姜50g(自备),熟附子50g(加生姜50g,先煎50分钟),炙甘草15g。8剂,水煎服,日1剂,早晚分服。

二诊:2011年12月2日。针对子宫内膜异位症,用扶阳法治疗效果明显,少腹仍发凉。

方药:①上方加桃仁15g,再取10剂。②化瘀消异丸继服。

三诊:2011年12月21日。少腹痛时,左下肢微痛,仍稍有畏寒怕冷,记忆力差。

方药:①化瘀消异丸150g×4瓶,服法同上。②进口高丽参15g(另煎),桂枝15g,白芍30g,酒当归30g,川芎10g,紫油桂10g,炮姜15g,巴戟天20g,活血散20g(包煎),还络散3g(冲服2次),乌药15g,小茴香15g,荔枝核、橘核各10g,虎杖30g,炒桃仁10g,红花10g,炙甘草10g,生龙骨、生牡蛎各30g(包煎,先煎10分钟),夜交藤30g,合欢花30g,全蝎10g。生姜5片,大枣5枚为引。10剂,水煎服,日1剂,早晚分服。

四诊:2012年1月2日。上月26日月经来,少腹微痛,睡醒后头皮麻木,经量稍多些,经前乳不胀,两尺脉沉弱,左寸独大,厌倦性生活。

方药:①强力补肾丸50丸,每次服1丸,1日2次,早晚饭前服。②酒当归30g,生黄芪45g,进口高丽参15g(另煎),淫羊藿15g,仙茅10g,紫河车30g,炒续断15g,补骨脂15g,紫油桂10g,川牛膝10g,炙蜂房15g,炒杜仲15g,山萸肉15g,炙甘草6g,鹿角胶15g(烊化)。10剂,水煎服,日1剂,早晚分服。

五诊:2012年1月13日。睡眠较前好转,口咸,腰痛,舌淡红,苔薄白,脉细弱。

方药:①养颜玉容丸40丸,每次服1丸,1日2次,早晚饭后服。②熟地黄

30g,山萸肉 15g,补骨脂 15g,淫羊藿 15g,枸杞子 15g,菟丝子 15g(包煎),车前子 15g(包煎),生黄芪 30g,酒当归 18g,赤芍 15g,白芍 30g,桑寄生 15g,炒续断 15g,炒杜仲 15g,炙甘草 6g,黄精 30g。15 剂,水煎服,日 1 剂,早晚分服。

六诊:2012 年 2 月 29 日。诸症明显减轻,仍稍觉倦怠,舌淡红,苔薄白,脉沉细有力。

方药:①强力补肾丸 50 丸,每次服 1 丸,1 日 2 次,早晚饭前服。②酒当归 20g,川芎 10g,赤芍 15g,醋香附 10g,醋延胡索 30g,活血散 20g(包煎),炒桃仁 10g,小茴香 15g,紫油桂 10g,炮姜 10g,炒续断 15g,山萸肉 15g,熟地黄 30g,益母草 30g,野柴胡 10g,生麦芽 30g,炙蜂房 10g,淫羊藿 10g,炙甘草 6g。10 剂,水煎服,日 1 剂,早晚分服。

七诊:2012 年 4 月 13 日。家人来报已经怀孕两个月。

点评:高龄产妇,滑胎频发,更致肾虚。久病易瘀,故佐治以活血化瘀。前后治疗达三年之久而顺利生男孩,故非"持久战"而不能获胜。

案 2

患者:李某,女,44 岁。2014 年 3 月 3 日初诊。

病史与诊查:欲二胎,孕而先后流产 4 次,而不果。经期正常,经来量少,可见少许血块。畏寒怕冷,身体偏胖。舌淡红,苔薄白,脉细弱。

辨证:气虚血瘀,肾气不固。

治法:补气养血,温肾固胎。

方药:酒当归 30g,川芎 10g,赤芍 15g,醋香附 15g,醋延胡索 30g,炒灵脂 10g(包煎),生蒲黄 10g(包煎),乌药 15g,熟地黄 30g,淫羊藿 15g,紫石英 30g(包煎,先煎 10 分钟),炙蜂房 10g,小茴香 18g,益母草 30g,鹿角胶 15g(烊化),菟丝子 30g(包煎),枸杞子 15g,炙甘草 6g,紫油桂 10g,炮姜 10g。10 剂,水煎服,日 1 剂,早晚分服。

二诊:2014 年 3 月 12 日。昨日月经来,量稍多,仍有血块,肚子不痛,腿酸。

方药:①酒当归 30g,赤芍 15g,川芎 10g,熟地黄 30g,焦白术 10g,菟丝子 15g(包煎),醋香附 15g,醋延胡索 30g,小茴香 15g,炒灵脂 15g(包煎),生蒲黄 10g(包煎),益母草 30g,紫蔻 15g(后入),辽细辛 3g,白芷 15g,鹿角胶 15g(烊化),炙甘草 6g。10 剂,水煎服,日 1 剂,早晚分服。②强力补肾丸 50 丸,每次服 1 丸,1 日 2 次,空腹服。

三诊:2014 年 3 月 23 日。查子宫内膜 0.5cm,还有 2 天到排卵期。

方药:紫石英 30g(包煎,先煎 10 分钟),紫河车 30g,淫羊藿 10g,炙蜂房 10g,乌药 15g,醋香附 15g,鹿角胶 15g(烊化),阿胶 15g(烊化),炒续断 15g,巴戟天 30g,益母草 30g,酒当归 20g,生黄芪 45g,生晒参 15g(另煎),覆盆子 15g,菟丝子 30g(包煎),炙甘草 6g。10 剂,水煎服,日 1 剂,早晚分服。

四诊:2014 年 4 月 2 日。排卵期后同房,强力补肾丸还有 4 天量,继续服。

方药:①紫石英 30g(包煎,先煎 10 分钟),紫河车 30g,淫羊藿 10g,炙蜂房 10g,乌药 15g,醋香附 15g,菟丝子 30g(包煎),鹿角胶 15g(烊化),龟板胶 15g(烊化),阿胶 15g(烊化),炒续断 15g,巴戟天 30g,鹿角片 20g(先煎 10 分钟),益母草 30g,酒当归 15g,熟地黄 30g,生黄芪 40g,生晒参 15g(另煎),覆盆子 15g,炙甘草 6g,紫蔻 10g(后入),辽细辛 3g,白芷 10g。10 剂,水煎服,日 1 剂,早晚分服。②正阳种子丹 10 丸,每晚服 1 丸,用绍兴产花雕酒送服。③强力补肾丸 50 丸,服法同上。

五诊:2014 年 4 月 11 日。月经 9 日来,昨日量很多,有小块,肚子不凉、不痛,乳房不胀,舌淡红,苔薄白,脉沉。

方药:①上方加小茴香 15g。10 剂,水煎服,日 1 剂,早晚分服。②正阳种子丹 10 丸,服法同上。

六诊:2014 年 4 月 20 日。其他医院查卵泡发育好,右侧见 3 个,左侧见 1 个,存在受孕可能。

方药:①熟地黄 30g,山萸肉 15g,生黄芪 45g,紫河车 30g,进口高丽参 15g(另煎),淫羊藿 15g,菟丝子 30g(包煎),炙蜂房 15g,鹿角胶 15g(烊化),龟板胶 15g(烊化),阿胶 15g(烊化),煨诃子 10g,紫蔻 10g(后入),肉苁蓉 30g,炒续断 15g,小茴香 18g,炙甘草 6g,生白术 15g,酒黄芩 10g,砂仁 10g(后入)。10 剂,水煎服,日 1 剂,早晚分服。②正阳种子丹 10 丸,服法同上。

七诊:2014 年 6 月 11 日。脉缓和,已孕。

方药:保胎助长,上方加僵蚕 15g,再取 6 剂,水煎服。

点评:补中寓通,经量少而有块,气虚而血虚,既要补气养血又要活血化瘀。血肉有情之品,可大补肾元,本所必用。露蜂房,味苦甘平,有毒,祛风攻毒杀虫。张奇文炙而用之,非攻毒杀虫而在后者,且露蜂房为祛风之药,另保胎助长,方取僵蚕,也是祛风化痰之药。张奇文每喜用少许风药于方中,正是其用药之特别之处。

四、产后病

产后发热

患者:田某,女,32 岁。2016 年 5 月 18 日初诊。

病史与诊查:产后 13 天一直发烧,查体温 37.5℃。手脚发热,舌淡红,苔白厚腻,脉浮数。用抗生素加激素均无效。

辨证:产后血虚气弱,复感风热之邪而发热。

治法:疏风清热,益气健脾。

方药:柴胡 18g,酒黄芩 10g,生石膏 30g(包煎,先煎 10 分钟),法半夏 10g,太子参 15g,青蒿 10g,白薇 10g,连翘 15g,蒲公英 30g,牡丹皮 10g,秦艽 10g,甘草 6g。生姜 3 片,大枣 3 枚为引。6 剂,日 1 剂,水煎服,早晚分服。

二诊:2016 年 5 月 24 日。下午查体温 37℃,手脚发热减轻。

方药:上方加党参 15g,胡黄连 6g。6 剂,水煎服,日 1 剂,早晚分服。

三诊:2016 年 5 月 30 日。烧已退,手脚不热,舌淡红,苔白稍厚,脉稍浮。

方药:党参 18g,焦白术 15g,茯苓 15g,牡丹皮 10g,青蒿 10g,白薇 10g,连翘 15g,胡黄连 10g,蒲公英 30g,石斛 15g,秦艽 10g,生黄芪 45g,炙甘草 6g。7 剂,水煎服,日 1 剂,早晚分服。

点评:《素问·通评虚实论》云:"帝曰:乳子而病热,脉悬小者,何如? 岐伯曰:手足温则生,寒则死。"患者虽发热日久而手足自热,病不危也。然俗云"产后一块冰",故三诊热退而重用黄芪、四君以补其气。

产后身痛

患者:刘某,女,31 岁。2017 年 9 月 23 日初诊。

病史与诊查:二胎剖宫产后 2 周,现腰腿痛,手痛,伴出汗多,口干,睡眠不好,恶露少许而色暗 10 天,既往曾流产一次。舌暗红,苔薄白,脉虚缓。

辨证:气血虚弱,感受外邪。

治法:益气祛风和营,化瘀通络止痛,兼养阴津。

方药:①炙黄芪 45g,桂枝 15g,白芍 30g,荆芥 10g,防风 10g,酒当归 15g,夜交藤 30g,赤芍 10g,川芎 10g,大蜈蚣 3 条,全蝎 10g,南沙参 10g,铁皮石斛 10g,乌梅 10g,炙甘草 10g。10 剂,水煎服,日 1 剂,早晚分服。②强力补肾丸 60 丸,每次服 1 丸,1 日 2 次,空腹服,淡盐水送服。

二诊:2017 年 10 月 3 日。服药后腰腿痛消失,仅觉手痛,仍汗出,口干,睡眠稍好。仍有少许恶露,舌质稍暗,苔淡黄,左脉滑数。

方药:生黄芪 40g,白术 15g,茯苓 30g,炒苍术 15g,生蒲黄 15g(包煎),炒灵脂 15g,生薏苡仁 30g,熟地黄 30g,炒续断 15g,补骨脂 15g,炒黄柏 10g,蒲公英 30g,一枝黄花 20g,鱼腥草 20g,升麻 6g,柴胡 10g,炙甘草 6g。8 剂,水煎服,日 1 剂,早晚分服。

点评:产后多亡血,剖宫产后,更易伤气血,故两诊皆重用黄芪以补气。黄芪用一炙一生,意在偏走中趋表之不同,异于常治者也。初诊兼养阴生津而治口干,二诊兼补血滋肾。左脉滑数,苔薄黄,恐有内热渐生之虞,或生乳痛,或肺热痰咳,故二诊用黄柏、蒲公英等清解之品,重在清热于初萌也。

产后乳汁自出

患者:丁某,女,27 岁。2016 年 9 月 23 日初诊。

病史与诊查:产后 2 月,乳汁常自出,不甚浓,量特多,尤以夜间为甚,面色黄弱,神疲体乏。舌质红,苔薄而少,脉虚浮。

辨证:脾气虚弱。

治法:益气健脾,滋补肝肾。

方药:生黄芪 60g,高丽参 15g(另煎),柴胡 10g,升麻 15g,酒当归 30g,北五味 10g,生龙骨、生牡蛎各 30g(包煎,先煎 10 分钟),煨诃子 10g,白芍 30g,焦白术 65g,生石膏 30g(包煎,先煎 10 分钟),熟地黄 30g,山萸肉 15g,炙甘草 6g。15 剂,水煎服,日 1 剂,早晚分服。

二诊:2016 年 10 月 8 日。漏奶已好转,体力有增。

方药:上方加乌梅 10g。12 剂,水煎服,日 1 剂,早晚分服。

三诊:2016 年 10 月 20 日。乳房不胀,已不漏乳汁。

方药:上方加鹿角霜 15g,茯苓 30g。12 剂,水煎服,日 1 剂,早晚分服。

点评:产后乳汁自出,不外虚实两端,临证当须明辨。此患者产后 2 月,气短神疲,因产后血虚气弱,气虚则补气。以白芍、熟地黄、山萸肉、北五味养肝血,补肾,何以用石膏? 如《神农本草经》所云:味辛,微寒,主治中风寒热,心下逆气,惊喘,口干舌焦不能息,腹中坚痛,除邪思,产乳,金创。不明药性,合理配伍,孰敢用之? 一味煨诃子,味苦酸涩,敛肺止咳,涩肠止泻,而张奇文用收涩之剂以治气虚乳汁外溢,可谓巧思也。

产后自汗

患者:孙某,女,43 岁。2016 年 4 月 19 日初诊。

病史与诊查:产后 3 月因受风,昼日汗出,更怕风吹,见风则觉身体发凉,有寒气透骨之感。虽已四月中旬,仍穿棉衣。哺乳中,舌淡,苔薄白,脉虚大而弱。

辨证:气血虚弱,外感风寒。

治法:益气固表,扶阳止汗。

方药:①生黄芪 50g,防风 15g,桂枝 15g,熟附子 40g(先加生姜 40g,切片,煎 1 小时,再投入其他药物共煎两次,每次 30 分钟),鹿角胶 15g(烊化),炒续断 15g,炒杜仲 10g,酒当归 15g,全蝎 10g,大蜈蚣 3 条,伸筋草 30g,透骨草 30g,鹿含草 30g,甘草 10g,生龙骨、生牡蛎各 30g(包煎,先煎 10 分钟)。15 剂,水煎服,日 1 剂,早晚分服。②强力补肾丸 100 丸,每次服 1 丸,1 日 2 次,早晚空腹服。

二诊:2016 年 5 月 4 日。症状已大见好转,虚汗也明显减少。

方药:①上方继服 15 剂。②强力补肾丸 50 丸,服法同上。

点评:阳气虚则自汗出,重用生黄芪、熟附子,益气扶阳,鹿角胶,味甘平,入肝、肾经,能补血益精。《神农本草经》云:主伤中劳绝,补中益气。《名医别录》云:疗四肢酸疼,多汗。《本经逢原》云:鹿角熬胶则益阳补肾,强精活血,总不出通督脉补命门之用,用以补肾强精助阳,与熟附子相伍,则助阳之力更著,阳气不虚而自汗止矣。

五、妇科杂病

更年期综合征

患者:郝某,女,51 岁。2016 年 7 月 7 日初诊。

病史与诊查:潮热汗出,夜睡尤甚 2 年。已停经 2 年,身体疲劳,夜睡不宁,右脚肿胀,下午左耳鸣,嗜吃辣椒,舌红,苔薄黄,舌下静脉瘀阻,脉弦细数。

辨证:肝肾亏虚,阴虚火旺。

治法:疏肝清热滋阴,养心安神止汗。

方药:①强力补肾丸 100 丸,每次服 1 丸,1 日 2 次,午晚饭前服。②柴胡 15g,酒黄芩 10g,法半夏 15g,茯苓 30g,炒酸枣仁 30g,远志 10g,川黄连 10g,合欢皮 30g,生黄芪 30g,生龙骨、生牡蛎各 30g(包煎,先煎 10 分钟),生薏苡仁 30g,炒栀子 10g,珍珠母 30g(包煎,先煎 10 分钟),醋香附 15g,炙甘草 6g。10 剂,水煎服,日 1 剂,早晚分服。

二诊:2016 年 7 月 18 日。服药后诸症减轻,左耳鸣及睡眠也较前轻,继在上方基础上加味。

方药:银柴胡 15g,青蒿 10g,白薇 10g,太子参 18g,酒黄芩 10g,法半夏 10g,茯苓 30g,炒酸枣仁 30g,远志 10g,川黄连 10g,合欢皮 30g,生黄芪 30g,浮小麦 30g,糯稻根 30g,生龙骨、生牡蛎各 30g(包煎,先煎 10 分钟),醋香附 10g,珍珠母 30g(包煎,先煎 10 分钟),炒栀子 10g,炙甘草 6g。10 剂,水煎服,日 1 剂,早晚分服。

三诊:2016 年 7 月 28 日。诸症皆轻,自觉脸胀,加葶苈子 25g,车前子 30g(包煎),继服 10 剂。

点评:拟小柴胡去参加芪,《医学启源》云:黄芪,补肺气,实皮毛,泻肺中火,取疏肝清热,固表止汗。

乳 癖

案 1

患者:杜某,女,43 岁。2017 年 8 月 30 日初诊。

病史与诊查:双乳房胀痛反复发作 10 年余,经前尤甚。经来有块,少腹酸胀,腰酸,常觉消化不好,胃脘部微胀痛,偶嗝气。纳一般,倦怠易疲劳,性格内向,常生闷气,脉弱,舌淡红,苔薄黄。检查:乳腺增生(双),糜烂性胃炎,右边附件囊肿(4cm×6cm 大小)。

辨证:气滞血瘀,肝气犯胃。

治法:治宜疏达肝气,化痰散结,活血化瘀,健脾和胃。

方药:柴胡 6g,醋香附 10g,醋延胡索 15g,乌梅 10g,陈皮 10g,党参 15g,姜半夏、法半夏各 10g,炒象牙屑(用代用品)10g,炒筋退 4.5g,醋莪术 10g,醋三棱 10g,炒鸡内金 10g,炒谷芽、炒麦芽各 15g,炙甘草 6g。生姜 3 片,大枣 3 枚为引。10 剂,水煎服,日 1 剂,早晚分服。

二诊:2017 年 9 月 10 日。月经前约 5 天,乳胀痛未加重,胃胀痛嗝气稍减,仍没食欲,口稍干,舌淡红,苔薄白,脉小弦。

方药:仍宗上方加柴胡 15g,醋炒川楝子 6g,南沙参 20g,麦冬 15g。10 剂,水煎服,日 1 剂,早晚分服。

三诊:2017 年 9 月 24 日。经来 6 天,色稍暗,块多,少腹痛明显减轻,经后乳房不痛,胃口稍增,大便不成形。B 超查右侧附件囊肿已消失。

方药:仍宗上治法拟下方。柴胡 10g,白芍 30g,赤芍 15g,酒当归 15g,川芎 10g,醋香附 15g,醋延胡索 15g,炮山甲(现已禁用)6g,炙蜂房 10g,炒僵蚕 12g,青皮、陈皮各 10g,炒桃仁 10g,夜交藤 30g,合欢皮 12g,荔枝核、橘核各 10g,玄参 15g,麦冬 30g,生地黄、熟地黄各 15g。10 剂,水煎服,日 1 剂,早晚分服。

四诊:2017 年 10 月 22 日。胃口好,大便成形,舌淡红,苔薄白。

方药:上方加荔枝核、橘核各 10g,生牡蛎 30g。10 剂,水煎服,日 1 剂,早晚分服。

五诊:2017 年 11 月 3 日。乳房已不胀痛,B 超查右侧附件囊肿消失,胃口明显好转,嘱其调节情绪,注意饮食,以防复发。

点评:行气祛瘀,化痰散结,健脾和胃,乃常治之法。因辨证准确而疗效显著,用筋退、象牙屑(用代用品)而散结之效快捷。然在效显后,张奇文加山甲、僵蚕、蜂房祛风通络之品,因恐久病入络易复发,故而用之巩固疗效,张奇文之深思可见。

案 2

患者:孙某,女,42 岁。2016 年 5 月 12 日初诊。

病史与诊查:左乳有结节,疼痛时重 1 年,经前为甚,舌淡红,苔薄黄,脉弦。

辨证:肝郁气滞,痰热互结。

治法:疏肝理气,清热化痰,散结止痛。

方药:①柴胡 15g,酒当归 15g,赤芍 15g,醋香附 15g,青皮 10g,生麦芽 30g,炮山甲(现已禁用)6g,生牡蛎 30g,白芍 30g,茯苓 15g,荔枝核 10g,橘核 10g,醋延胡索 15g,连翘 15g,瓜蒌 30g,炙甘草 6g。10 剂,水煎服,日 1 剂,早晚分服。②乳癖消 200g,每次服 10g,1 日 2 次。

二诊:2016 年 5 月 22 日。右乳腺仍有疼痛感觉。

方药:①中药继服 10 剂,水煎服,日 1 剂,早晚分服。②乳癖消 200g,服法同上。

三诊:2016 年 6 月 3 日。结节已小。

方药:①柴胡 15g,酒当归 30g,赤芍 15g,醋香附 15g,青皮 10g,生麦芽 30g,炮山甲(现已禁用)6g,生牡蛎 30g(包煎,先煎 10 分钟),法半夏 10g,白芥子 10g,茯苓 30g,姜竹茹 10g,瓜蒌 30g,金银花 30g,连翘 15g,陈皮 15g,浙贝母 10g,炙甘草 6g。12 剂,水煎服,日 1 剂,早晚分服。②乳癖消 400g,每次服 10g,1 日 2~3 次。

点评:白芥子之用尤妙,能除胁下及皮里膜外之痰,消痰癖疟痞,除胀满极速,又能利气豁痰,温中开胃,散痛、消肿、辟恶。于方中配伍用之,散结定痛之效更著。

乳 痛

患者:孙某,女,43 岁。2015 年 4 月 18 日初诊。

病史与诊查:产后 100 天,因生气,右乳房有结块,乳汁清稀,疼痛,但不红肿,乳汁排出不畅,有淤积,全身怕冷,舌淡红,苔薄黄,脉弦数。

辨证:高龄产妇,产后百日,气血皆虚,加之生气,肝气郁结,而使乳汁结滞,继而成块疼痛,久则红肿热痛,甚而成乳痈以至溃脓。

治法:补益气血,疏肝通络,解毒散结。

方药:①生黄芪 45g,高丽参 15g(另煎),桂枝 10g,酒当归 30g,白芍 15g,赤芍 10g,炮山甲(现已禁用)10g,丝瓜络 10g,皂角刺 10g,白芷 10g,蒲公英 30g,炒桃仁 10g,柴胡 10g,青皮、陈皮各 10g,王不留行 20g,漏芦 10g,鹿角霜 10g,制首乌 10g,炙甘草 6g,橘络 10g,醋香附 15g,通草 6g(包煎)。6 剂,水煎服,日 1 剂,早晚分服。②鲜蒲公英适量,桃仁泥 15g,生蒲黄 15g,芒硝 60g,肉桂粉 3g。3 剂,外敷,用二锅头酒、镇江醋各半调。

二诊:2015 年 4 月 24 日。右侧腋下淋巴结肿大,舌脉同上。

方药:柴胡 18g,蒲公英 30g,金银花 30g,连翘 15g,皂角刺 10g,酒当归 30g,川芎 10g,赤芍 15g,醋香附 20g,王不留行 30g,桃仁泥 18g,路路通 15g,通草 15g(纱布包煎),炮山甲(现已禁用)10g,鹿角霜 15g,石见穿 30g,甘草 6g。5 剂,水煎服,日 1 剂,早晚分服。

三诊:2015 年 5 月 4 日。乳红肿已消,舌淡红,苔薄稍黄。

方药:①瓜蒌 30g,青皮 10g,丝瓜络 10g,炮山甲(现已禁用)10g,青皮、橘皮各 10g,橘络 10g,蒲公英 45g,炒王不留行 30g,皂角刺 10g,炒桃仁 10g,赤芍 10g,酒当归 15g,川芎 6g,生黄芪 45g,鹿角霜 15g,天花粉 10g,炙甘草 6g,

醋香附 10g,路路通 10g。6 剂,水煎服,日 1 剂,早晚分服。②鲜蒲公英连根带茎花叶 60g(自备),芒硝 60g,桃仁 30g,藕节 3 节,龙虎斗 10g,生蒲黄 15g,肉桂粉 3g,生乳香、没药各 15g。共为粗末,加二锅头酒,镇江醋,外敷,1 日 2 次。

四诊:2015 年 5 月 11 日。右乳肿块消失,但乳房根部还有小肿块,有惊奶的感觉,孩子已开始吃奶。右脚后跟痛,左脚稍差,脱发严重。

方药:①生黄芪 45g,太子参 15g,酒当归 20g,川芎 10g,赤芍 15g,炮山甲(现已禁用)10g,鹿角霜 15g,王不留行 15g,制乳香、没药各 10g,醋香附 15g,醋延胡索 15g,漏芦 10g,荔枝核 10g,皂角刺 10g,路路通 15g,青皮 10g,甘草 6g。8 剂,水煎服,日 1 剂,早晚分服。②外用药:芒硝 60g,桃仁 30g,藕节 4~5 节(自备),龙虎斗 15g,生蒲黄 30g,肉桂粉 4g,生乳香、没药各 30g,酒当归 45g,赤芍 20g,仙人掌 60g(自备),鲜蒲公英 60g(自备),白矾 6g。8 剂,共为粗末,醋调外敷,1 日 2 次。

五诊:2015 年 5 月 19 日。肿块软,已不痛。

方药:①生黄芪 45g,太子参 18g,酒当归 30g,赤芍 15g,炮山甲(现已禁用)粉 5g(冲服 2 次),路路通 15g,连翘 25g,金银花 30g,醋香附 15g,醋延胡索 30g,鹿角霜 18g,炒桃仁 10g,红花 10g,酒炒苏木 10g,丝瓜络 10g,瓜蒌壳 20g,阿胶 10g(自备),凌霄花 15g,炙甘草 6g,八月札 12g。10 剂,水煎服,日 1 剂,早晚分服。②化瘀消痈丸 180g×2 盒,每次服 8g,1 日 2 次,空腹服。

点评:乳痈初成,皆因气血虚弱而肝郁乳积,初起即易红肿疼痛成脓,张奇文攻补兼施以猛剂,且施以外治之法。外治之药,非一概寒凉清解,而加肉桂粉、生乳香、没药、酒当归、龙虎斗反佐之,使寒而不凝,痈肿易消,实可为外用消痈之良法。

第四节　儿科疾病

一、时令疾病

痄腮

患者:王某,女,5 岁。2012 年 11 月 4 日初诊。

病史与诊查:右腮部肿胀,热痛半天,平时夜睡咬牙,且喜俯卧,嗜食自己指甲,大便干结,脉浮数,指纹红紫。两侧扁桃体Ⅱ度,测体温 37.8℃。

辨证:时疫热毒,与痰热互结。

治法:疏肝清热解毒,化痰散结止痛。

方药:①咽门缩桃丸 150g,每次服 4g,1 日 2 次,午晚饭后服。②柴胡 15g,葛根 10g,酒黄芩 10g,金银花 15g,连翘 10g,生石膏 30g(包煎,先煎 10 分钟),浙贝母 10g,炒牛蒡子 10g,焦三仙各 15g,鸡内金 15g,陈皮 10g,炒枳壳 6g,桔梗 6g,炙甘草 3g,小松贝母 6g。7 剂,水煎服,日 1 剂,早晚分服。

二诊:2012 年 11 月 12 日。2 剂热退,疹腮已愈。

方药:太子参 15g,柴胡 10g,黄芩 10g,金银花 15g,生石膏 20g(包煎,先煎 10 分钟),桔梗 6g,炒牛蒡子 10g,葛根 10g,焦三仙各 15g,鸡内金 15g,陈皮 10g,炒枳壳 6g,姜半夏 6g,甘草 6g,公丁香 4.5g。7 剂,水煎服,日 1 剂,早晚分服。

点评:《医门补要·蛤蟆瘟》云:时行病气,遏于胆胃二经,致耳下浮肿不坚。或由左串右,或由右串左。外宜贴清凉膏药,内进普济消毒饮。患儿夜卧咬牙,喜俯卧,嗜食指甲,知有食滞,更易生痰,故两诊皆用消食导滞之品。

二、肺病证

感 冒

患者:王某,男,5 岁。2014 年 12 月 20 日初诊。

病史与诊查:恶寒发热 1 天,伴喷嚏流涕,咳嗽,舌淡红,苔薄白,脉浮数。素消化不良,纳一般,睡觉偶打呼噜。扁桃体Ⅱ度大小,体温 37.4℃。

辨证:外感风寒,内蕴痰热。

治法:疏散风寒,化痰止咳。

方药:①咽门缩桃丸 150g,每次服 3g,1 日 3 次,饭后服用。②柴胡 15g,酒黄芩 10g,法半夏 10g,焦白术 10g,茯苓 15g,陈皮 10g,炒谷芽、炒麦芽各 15g,炙鸡内金 15g,炒杏仁 10g,荆芥 10g,紫苏 10g,橘红 6g,炙甘草 6g,焦山楂 10g。6 剂,水煎服,日 1 剂,早晚分服。

二诊:2014 年 12 月 27 日。热退,咳嗽明显减轻,鼻涕减少,已不打喷嚏。

方药:苍术 10g,太子参 10g,焦白术 10g,焦三仙各 12g,炒苍耳子 10g,

辛夷 6g,鹅不食草 6g,酒黄芩 10g,柴胡 6g,白芷 6g,薄荷 10g(后入),藿香 6g,甘草 3g,桂枝 6g,白芍 10g,浮小麦 15g。6 剂,水煎服,日 1 剂,早晚分服。

三诊:2015 年 1 月 2 日。仍打呼噜,鼻子偶不透气,吃饭好转。

方药:炙麻黄 10g,炒杏仁 10g,炒牛蒡子 10g,炒苍耳子 10g,辛夷 6g,鹅不食草 6g,生石膏 30g(包煎,先煎 10 分钟),浙贝母 10g,川芎 6g,酒黄芩 10g,小松贝母 10g,炙冬花 12g,炙紫菀 10g,炙枇杷叶 10g,炙百部 10g,白前 6g,甘草 6g,乌梅 6g,炒筋退 6g,象牙屑(用代用品)10g,马鞭草 15g,焦三仙各 12g。7 剂,水煎服,日 1 剂,早晚分服。

四诊:2015 年 1 月 11 日。诸症皆除,4 天前吃鸡引起消化不良,呕吐 1 次。

方药:炒苍术 10g,姜厚朴 6g,茯苓 15g,藿香 6g,焦三仙各 15g,炒谷芽 10g,炒枳壳 6g,姜竹茹 6g,鸡内金 15g,炒莱菔子 12g,紫苏 10g,酒黄芩 6g,炙甘草 3g,姜半夏 6g。5 剂,水煎服,日 1 剂,早晚分服。

点评:临床治小儿诸病,虽感冒发热,其治仍勿忘健脾和胃,消食化积。

失 音

患者:王某,男,10 岁。2014 年 8 月 9 日初诊。

病史与诊查:说话声音嘶哑,憋闷 3 天,夜睡不宁,偶打呼噜,咽部不利,舌淡红,苔薄黄,脉滑。扁桃体右侧Ⅲ度,左侧Ⅱ度大小。

辨证:风毒内侵,痰火蕴结,客于咽喉,乳蛾肿大,声音嘶哑。

治法:清热解毒,化痰散结。

方药:①咽门缩桃丸 150g,每次服 5g,1 日 2 次,午晚饭后服。②僵蚕 10g,酒大黄 6g(后入),姜黄 6g,蝉蜕 10g,挂金灯 10g,马勃 10g(包煎),山豆根 10g,炒牛蒡子 15g,炒筋退 6g,象牙屑(用代用品)10g,酒黄芩 10g,桂枝 6g,玄参 15g,麦冬 10g,胖大海 10g,甘草 6g。8 剂,水煎服,日 1 剂,早晚分服。

二诊:2014 年 8 月 18 日。嘶哑好转,扁桃体稍回缩,睡觉时打呼噜减少。

方药:①咽门缩桃丸 150g,服法同上。②炙麻黄 10g,炒牛蒡子 10g,射干 6g,小青贝母 10g,蝉蜕 6g,马勃 10g(包煎),生石膏 30g(包煎,先煎 10 分钟),薄荷 6g(后下),金银花 18g,连翘 10g,山豆根 10g,焦三仙各 15g,炒筋退 6g,象牙屑(用代用品)10g,炙甘草 6g,酒大黄 6g(后入),元参 20g。8 剂,水煎服,日 1 剂,早晚分服。

点评:金破不鸣,金实亦不鸣,此金实不鸣,祛痰火清肺热,而金自鸣。桂枝、炙麻黄二味,其性温热,反佐而用,效果明显,值得玩味。

哮 喘

案 1

患者:周某,男,8 岁。2014 年 12 月 17 日初诊。

病史与诊查:哮喘反复发作 2 年,每感冒即发作,素易感冒,曾患湿疹,至今仍有少许皮损,微痒,舌淡红,苔薄黄,脉滑数。两侧扁桃体Ⅲ度肿大。

辨证:体虚外感,痰热阻肺。

治法:宣肺化痰,止咳平喘。

方药:①咽门缩桃丸 150g,每次服 5g,1 日 2 次,午晚饭后服。②麻黄绒 10g,炒牛蒡子 10g,射干 10g,鱼腥草 30g,马鞭草 15g,炒杏仁 10g,小青贝母 10g,橘红 6g,炒苏子 10g,酒当归 10g,百部 10g,炙冬花 15g,炙紫菀 15g,酒黄芩 10g,柴胡 15g,炙桑皮 6g,炙甘草 6g,焦三仙各 15g。生姜 3 片,大枣 3 枚为引。10 剂,水煎服,日 1 剂,早晚分服。

二诊:2014 年 12 月 28 日。未再感冒,已不打呼噜,偶喘,鼻塞,大便稀,出汗多。

方药:①咽门缩桃丸续用,服法同上。②炒苏子 10g,麻黄绒 10g,生石膏 30g(包煎,先煎 10 分钟),小松贝母 10g,桂枝 6g,茯苓 15g,清半夏 10g,干姜 6g,辽细辛 3g,北五味 6g,辛夷 6g,焦山楂 15g,炙百部 10g,白前 10g,麻黄根 10g,乌梅 10g,酒黄芩 10g,川黄连 6g,酒当归 15g,炙冬花 15g,炙紫菀 15g,炙甘草 6g。生姜 3 片,大枣 3 枚为引。10 剂,水煎服,日 1 剂,早晚分服。

三诊:2015 年 1 月 12 日。时有咳嗽,大便稀,肚子痛。

方药:①咽门缩桃丸继服,服法同上。②炒苍耳子 10g,炒苍术 10g,姜厚朴 6g,茯苓 10g,乌梅 10g,蝉蜕 6g,僵蚕 6g,炒筋退 6g,象牙屑(用代用品) 10g,桑椹子 10g,炒牛蒡子 10g,炙冬花 15g,炙紫菀 18g,炙百部 10g,玄参 10g,川麦冬 10g,焦三仙各 15g,甘草 6g。8 剂,水煎服,日 1 剂,早晚分服。

四诊:2015 年 1 月 21 日。大便正常,咳喘明显减轻。

方药:①咽门缩桃丸 150g,服法同上。②炙麻黄 10g,炒牛蒡子 10g,射干 6g,马勃 10g(包煎),炒筋退 6g,象牙屑(用代用品)10g,乌梅 10g,辛夷 6g,炒杏仁 10g,浙贝母 10g,生牡蛎 30g(包煎,先煎 10 分钟),生石膏 30g(包煎,先煎 10 分钟),炙冬花 15g,白前 6g,芦根 15g,甘草 6g,炙百部 15g,焦三仙各

15g。8 剂,水煎服,日 1 剂,早晚分服。

五诊:2015 年 2 月 1 日。未再感冒,哮喘未发。

方药:①咽门缩桃丸 150g×2 瓶,服法同上。②麻黄 10g,炒牛蒡子 10g,鱼腥草 30g,马鞭草 15g,炙筋退 15g,辽细辛 3g,白芷 6g,僵蚕 10g,全蝎 10g,生牡蛎 30g(包煎,先煎 10 分钟),焦三仙各 15g,鸡内金 15g,乌梅 10g,金银花 15g,连翘 10g,炙甘草 6g,生石膏 30g(包煎,先煎 10 分钟),小松贝母 10g。生姜 3 片,大枣 3 枚为引。10 剂,水煎服,日 1 剂,早晚分服。

点评:患儿哮喘,重在平喘,方用麻黄绒,患儿便稀汗出,恐麻黄发散,汗出太过,配用麻黄根。

案 2

患者:董某,男,5 岁。2014 年 11 月 26 日初诊。

病史与诊查:哮喘 1 年,外感即发。常输液用抗生素,每次输 10 余天。近又发病 3 天,输液无效来诊,夜睡不宁,素喜俯卧而睡,喉中痰鸣,偶尔咳嗽,便秘。舌淡红,苔薄黄而腻,指纹青紫。两侧扁桃体Ⅲ度肿大,充血。

辨证:痰热内阻。

治法:宣肺清热,化痰平喘。

方药:①咽门缩桃丸 150g,每次服 3g,1 日 2 次,午晚饭后服。②麻黄绒 10g,炒杏仁 10g,小松贝母 10g,炒苏子 10g,焦三仙各 15g,炒筋退 6g,象牙屑(用代用品)10g,生石膏 30g(包煎,先煎 10 分钟),橘红 10g,前胡 10g,炙枇杷叶 10g,炙冬花 15g,炙紫菀 15g,酒当归 10g,炙百部 10g,甘草 6g。8 剂,水煎服,日 1 剂,早晚分服。

二诊:2014 年 12 月 10 日。咳嗽较前减轻,扁桃体亦明显缩小,大便已正常。

方药:①咽门缩桃丸 150g,服法同上。②麻黄绒 6g,炒杏仁 10g,小松贝母 6g,炒苏子 6g,焦三仙各 15g,炙鸡内金 15g,炒筋退 6g,象牙屑(用代用品)10g,生石膏 25g(包煎,先煎 10 分钟),橘红 6g,前胡 6g,炙枇杷叶 10g,炙冬花 10g,炙百部 10g,酒当归 10g,甘草 6g。7 剂,水煎服,日 1 剂,早晚分服。

三诊:2014 年 12 月 19 日。哮喘又发作 4 天,用阿奇霉素加激素输液治疗,上次服药后,食欲增加,晚上已不打呼噜。

方药:①咽门缩桃丸 150g×2 瓶,服法同上。②麻黄绒 10g,煨诃子 10g,

干姜 6g,辽细辛 3g,生石膏 30g(包煎,先煎 10 分钟),北五味 6g,紫河车 15g,焦三仙各 15g,鸡内金 15g,炒杏仁 10g,小松贝母 10g,炙甘草 6g,地龙 10g,炒苏子 10g,芦根 15g。10 剂,水煎服,日 1 剂,早晚分服。

四诊:2014 年 12 月 29 日。哮喘未发作,咳有痰,咽门缩桃丸继服。

方药:①羚羊粉 20g,熟地黄 30g,茯苓 30g,法半夏 20g,干姜 15g,紫河车 50g,辽五味 15g,小松贝母 30g,橘红 15g,橘核 15g,酒黄芩 18g,川黄连 15g,瓜蒌壳 30g,天竺黄 20g,葶苈子 30g,麻黄绒 30g,炒苏子 20g,炒白芥子 10g,炒僵蚕 20g,大蜈蚣 7 条,炒杏仁 20g,炒桃仁 20g,酒当归 20g,焦三仙各 30g,槟榔 15g,黑丑、白丑各 6g,炒筋退 15g,炒象牙屑(用代用品)15g,滑石粉 200g,水飞朱砂 5g,生龙骨、生牡蛎各 15g(包煎,先煎 10 分钟),炙甘草 15g,酒当归 35g,炙百部 20g,黛蛤散 30g,蛤蚧一对(去头煨)。上述药物加工成水丸,每次服 3g,1 日 2 次,午晚饭后服。②麻黄绒 10g,炒牛蒡子 6g,射干 6g,焦三仙各 10g,炙鸡内金 15g,炒苏子 6g,马鞭草 15g,鱼腥草 30g,炒杏仁 10g,橘红 6g,炒筋退 6g,乌梅 6g,僵蚕 10g,大蜈蚣 3 条,桑椹子 15g,炙鸡内金 15g,炙甘草 6g,柴胡 15g,酒黄芩 10g。6 剂,水煎服,日 1 剂,早晚分服。

五诊:2015 年 6 月 21 日。其爸爸来告之,病已好。

点评:哮喘之病,多本虚标实,每易复发,外感与伤食多为诱因,汤以治哮喘之发作,丸以巩固其疗效。

鼻衄(咳嗽)

患者:玄某,男,3 岁。2017 年 8 月 20 日初诊。

病史与诊查:鼻塞不畅,鼻子流血,间发至今月余,出血计有 10 余次,血色鲜红。咳嗽,咽不利,少许白黏痰 6 个月,常用抗菌止咳药。舌质红,苔薄黄,指纹红紫。两侧扁桃体Ⅱ度肿大,充血。

辨证:痰热蕴肺。

治法:清热化痰,和胃消食。

方药:①咽门缩桃丸 150g,每次服 2.5g,1 日 2 次,午晚饭后服。②炙麻黄 10g,炒牛蒡子 6g,鱼腥草 15g,马鞭草 15g,焦三仙各 12g,炙鸡内金 12g,炒筋退 6g,象牙屑(用代用品)6g,乌梅 6g,桑椹子 10g,生石膏 25g(包煎,先煎 10 分钟),小松贝母 10g,橘红 6g,炙甘草 6g,炙百部 10g,炙紫菀 10g,白术 10g,茯苓 12g。8 剂,水煎服,日 1 剂,早晚分服。

二诊:2017 年 8 月 29 日。鼻未出血,咳嗽减轻,鼻塞好转。

方药:①咽门缩桃丸续用,服法同上。②太子参 10g,炒苍术 10g,姜厚朴 6g,茯苓 15g,焦白术 15g,陈皮 10g,炒扁豆 15g,莲子肉 15g,焦三仙各 12g,鸡内金 20g,生牡蛎 30g(包煎,先煎 10 分钟),炮山甲(现已禁用)6g(先煎 10 分钟),桃仁、杏仁各 10g,炒牛蒡子 10g,射干 6g,马鞭草 30g,鱼腥草 30g,霜桑叶 15g,川黄连 10g,辛夷 6g,炒苍耳子 10g,酒黄芩 10g,生石膏 30g(包煎,先煎 10 分钟),浙贝母 10g,甘草 6g。12 剂,水煎服,日 1 剂,早晚分服。

三诊:2017 年 9 月 24 日。鼻孔一直未再出血,咳嗽明显减轻,能咳出少许白黏痰。

方药:①咽门缩桃丸 150g,服法同上。②太子参 15g,焦白术 15g,陈皮 10g,炙鸡内金 15g,桔梗 6g,玄参 15g,川麦冬 20g,铁皮石斛 15g,茯苓 15g,焦三仙各 15g,炒桃仁 10g,浙贝母 10g,化橘红 10g,炙僵蚕 10g,马鞭草 30g,象牙屑(用代用品)10g,炒筋退 6g,炙麻黄 10g,小松贝母 10g,炙甘草 5g。12 剂,水煎服,日 1 剂,早晚分服。

四诊:2017 年 10 月 15 日。咳嗽已好,鼻血未出,扁桃体缩小。

方药:①咽门缩桃丸续用,服法同上。②炙麻黄 10g,银杏仁 10g,炒牛蒡子 10g,射干 6g,木蝴蝶 10g,炙冬花 10g,炙紫菀 10g,炙桑叶 6g,焦三仙各 15g,焦白术 10g,茯苓 10g,太子参 10g,南沙参 15g,北沙参 15g,炙甘草 6g,生牡蛎 30g(包煎,先煎 10 分钟)。生姜 3 片,大枣 3 枚为引。10 剂,水煎服,日 1 剂,早晚分服。

点评:清热化痰,和胃消食,不止血而鼻衄自止,正所谓见痰休治痰,见血休治血,识得个中趣,方为医中杰。

咳　嗽

案 1

患者:纪某,男,12 岁。2014 年 6 月 2 日初诊。

病史与诊查:感冒即咳,继而微喘 3 年,伴鼻塞黄涕,咽部不利,咳痰不爽。幼时嗜食自己指甲,舌淡红,苔厚腻稍黄,脉滑。两侧扁桃体Ⅱ度肿大,充血。

辨证:外感风寒,痰热郁肺。

治法:发散风寒,清化痰热,止咳平喘。

方药:①咽门缩桃丸 150g,每次服 5g,1 日 2 次,午晚饭后服。②麻黄绒

全国名中医张奇文临证经验荟萃

10g,炒杏仁 10g,生石膏 30g(包煎,先煎 10 分钟),橘红 6g,小松贝母 10g,干姜 10g,辽细辛 6g,北五味 6g,炒象牙屑(用代用品)10g,炒筋退 6g,马勃 10g(包煎),马鞭草 15g,鱼腥草 30g,乌梅 10g,焦三仙各 15g,炒莱菔子 10g,辛夷 6g,鹅不食草 6g,炙甘草 6g。6 剂,水煎服,日 1 剂,早晚分服。

二诊:2014 年 6 月 14 日。咳嗽喘息减轻,痰较易咳出,稍黄黏,鼻塞减轻,黄涕减少,扁桃体稍回缩。

方药:麻黄绒 10g,葶苈子 30g,炒杏仁 10g,生石膏 30g(包煎,先煎 10 分钟),橘红 10g,小松贝母 10g,炒象牙屑(用代用品)10g,炒筋退 6g,马勃 10g(包煎),马鞭草 15g,鱼腥草 30g,干姜 6g,法半夏 10g,鹅不食草 6g,辽细辛 3g,乌梅 10g,焦三仙各 15g,辛夷 6g,白芷 10g,炙甘草 6g,桑椹子 15g。6 剂,水煎服,日 1 剂,早晚分服。

三诊:2014 年 6 月 21 日。咳喘明显减轻,痰多较易咳出,色黄白而黏。

方药:①咽门缩桃丸 150g×2 瓶,服法同上。②玄参 15g,太子参 15g,生黄芪 30g,炒牛蒡子 10g,射干 10g,山豆根 10g,马鞭草 15g,炒象牙屑(用代用品)10g,炒筋退 6g,焦三仙各 15g,法半夏 10g,小松贝母 10g,橘红 6g,葶苈子 20g,酒黄芩 10g,柴胡 10g,甘草 6g。20 剂,水煎服,日 1 剂,早晚分服。

四诊:2014 年 7 月 18 日。微咳不喘,扁桃体明显回缩,仍拟丸汤共进。

方药:①咽门缩桃丸 150g,服法同上。②焦白术 10g,太子参 15g,生黄芪 30g,炒牛蒡子 10g,射干 10g,山豆根 10g,马鞭草 15g,炒象牙屑(用代用品)10g,炒筋退 6g,焦三仙各 15g,法半夏 10g,小松贝母 10g,橘红 6g,酒黄芩 10g,柴胡 10g,甘草 6g,川黄连 6g,蒲公英 15g,桑椹子 15g,柴胡 15g,干姜 6g,珍珠粉 3g(包煎)。10 剂,水煎服,日 1 剂,早晚分服。

点评:一味珍珠粉,甘咸而寒,不仅镇心安神,养阴息风,更能清心坠痰。续用咽门缩桃丸,以固疗效。

案 2

患者:朱某,男,8 岁。2015 年 11 月 10 日初诊。

病史与诊查:咳嗽伴喘促年余,嗜食咸、辣之品,食后则咽不利而清嗓咳嗽。体胖,身高 1.4 米,而体重 95 斤。虽不嗜肉,但食量大,能吃能睡,睡喜俯卧,睡时打呼噜。懒于活动,大便两天 1 次,不秘结。查两侧扁桃体近Ⅲ度肿大,左鼻甲肥大,稍充血。舌淡,苔白厚稍腻微黄,脉滑。

辨证:痰湿内盛,有化热倾向。

治法:清宣肺热,化痰散结。

方药:①炙麻黄 9g,炒牛蒡子 9g,射干 9g,生牡蛎 30g(包煎,先煎 10 分钟),炒杏仁 9g,浙贝母 9g,法半夏 9g,茯苓 15g,泽泻 15g,鱼腥草 30g,马鞭草 15g,生石膏 30g(包煎,先煎 10 分钟),酒大黄 9g(后入),乌梅 9g,甘草 6g。10 剂,水煎服,日 1 剂,早晚分服。②咽门缩桃丸 150g,每次服 4g,1 日 2 次,午晚饭后服。

二诊:2015 年 11 月 22 日。服药后大便 1 日 1 行,正常。已不懒惰,较前好动,咳嗽减少,已不清嗓而咳,扁桃体Ⅲ度肿大,充血减轻,但仍喜俯卧而睡,呼噜声较前轻,舌淡红,苔薄白,脉滑。仍宗上法。

方药:①炙麻黄 9g,炒杏仁 9g,玄参 10g,麦冬 15g,葶苈子 9g,小松贝母 9g,法半夏 6g,茯苓 9g,生牡蛎 30g(包煎,先煎 10 分钟),生石膏 30g(包煎,先煎 10 分钟),炙枇杷叶 12g,鱼腥草 30g,马鞭草 15g,炒筋退 6g,象牙屑(用代用品)9g,乌梅 9g,酒大黄 9g(后入),甘草 6g。10 剂,水煎服,日 1 剂,早晚分服。②咽门缩桃丸 150g,每次服 4g,1 日 2 次,午晚饭后服。

随访:不懒惰,较前好动,已不咳嗽,偶清嗓而咳。但仍喜俯卧,呼噜较前明显减轻,查扁桃体Ⅱ度肿大,充血明显减轻。嘱节制饮食,增强运动,减轻体重,续服咽门缩桃丸,以固疗效。

点评:小儿本稚阳之体,秉性好动,饮食太过,身体肥胖,致生痰湿,故性懒惰。张奇文治不在扶正,而在祛痰湿之邪,施以清热化痰利湿散结之法,邪气去而正气复,自不懒惰。用酒大黄,仍在通阳明而泄内热。泽泻一味,利水道而使痰湿从小便出,又能"益气力,不饥,轻身"。方选乌梅,用意至妙,其味酸性平,合炙麻黄,使宣散中有收敛,而不至发散太过,且能"下气,清热,除烦满"。

案 3

患者:张某,男,11 岁。2015 年 11 月 28 日初诊。

病史与诊查:咳嗽 1 个月,咳痰淡黄,声音嘶哑,大便秘结,睡觉时汗出,咽部不利,素爱吃肉。查扁桃体两侧皆Ⅲ度肿大,充血,10 天左右偶遗尿 1 次,舌尖红,苔薄黄,脉和缓。

辨证:痰热咳嗽。

治法:宣肺清热,化痰散结,兼通大肠。

方药:①麻黄绒 10g,射干 9g,杏仁 9g,玄参 9g,小松贝母 9g,鱼腥草 30g,马鞭草 9g,炙紫菀 9g,炙冬花 9g,前胡 9g,瓜蒌 9g,炒筋退 6g,象牙屑(用代用品)9g,马勃 6g(包煎),乌梅 9g,桑螵蛸 9g,益智仁 9g,酒大黄 6g(后下),生石膏 30g(包煎,先煎 10 分钟),桔梗 9g,炙甘草 6g。10 剂,水煎服,日 1 剂,早晚分服。②咽门缩桃丸 150g,每次服 6g,1 日 2 次,午晚饭后服。

二诊:2015 年 12 月 9 日。咳嗽减轻,咳痰不爽,声音嘶哑减轻,大便通畅,睡时汗出止,已 10 余天没遗尿。近几天流鼻血 1 次,扁桃体肿消至Ⅱ度,舌尖红,苔薄白,脉和缓。

方药:上方增止咳化痰之力,改炙紫菀 15g,炙冬花 15g,加炙百部 9g,侧柏叶 12g。10 剂,水煎服,日 1 剂,早晚分服。

随访:咳嗽已愈,大便正常,未再遗尿,仅咽部仍觉不利。继服咽门缩桃丸,以增疗效。

点评:用酒大黄通大肠而清肺热,用桑螵蛸利小便通水道,而固尿治遗溺,炒筋退、象牙屑(用代用品)祛风解毒,治乳蛾,张奇文善用之。

乳　蛾

案1

患者:李某,男,6 岁。2014 年 7 月 20 日初诊。

病史与诊查:咽喉不利,微痛 3 天,既往常发,甚则疼痛较剧。动易出汗,大便黏腻,1 天 1 次。夜睡不宁,入睡打呼噜。舌淡红,苔薄黄腻,脉滑。两侧扁桃体Ⅲ度肿大。

辨证:风毒客于咽门,痰火郁结而成蛾。

治法:清热解毒,化痰散结。

方药:①咽门缩桃丸 150g,每次服 4g,1 日 2 次,午晚分服。②炙麻黄 10g,炒牛蒡子 10g,射干 10g,山豆根 10g,马勃 10g(包煎),炒筋退 6g,生象牙屑(用代用品)10g,乌梅 10g,辛夷 6g,炒苍耳子 10g,焦三仙各 15g,鸡内金 15g,桑椹子 10g,马鞭草 15g,鱼腥草 30g,玄参 15g,炙甘草 6g,酒大黄 6g(后入)。8 剂,水煎服,日 1 剂,早晚分服。

二诊:2014 年 8 月 1 日。扁桃体较前明显缩小,打呼噜减轻,大便 1 天 1 次,因吃雪糕后肚子痛。

方药:①咽门缩桃丸 150g,服法同上。②炙麻黄 10g,炒牛蒡子 10g,射干 10g,炒筋退 6g,象牙屑(用代用品)10g,生牡蛎 30g(包煎,先煎 10 分钟),生石膏 30g(包煎,先煎 10 分钟),乌梅 10g,辛夷 6g,炒苍耳子 10g,白芷 10g,焦三仙各 15g,炙鸡内金 15g,马鞭草 15g,鱼腥草 30g,玄参 15g,桑椹子 10g,炙紫菀 15g。8 剂,水煎服,日 1 剂,早晚分服。

点评:牡蛎,味咸平,微寒无毒,除烦满,止汗出,治喉痹咳嗽,且咸能软坚散结,乳蛾用之,焉能不效。

案 2

患者:王某,男,6 岁。2014 年 5 月 7 日初诊。

病史与诊查:反复感冒,经常发热,伴大便秘结 3 年。吃饭挑剔,面色萎黄,夜睡不宁,嗜食指甲,经常输液,服用抗生素。舌质红,苔薄黄腻,脉滑。两侧扁桃体Ⅲ度肿大,左侧尤甚,充血明显。

辨证:风毒内侵,痰浊内生,客于咽喉,逐生乳蛾,加之内有食滞,故嗜吃指甲。

治法:清热解毒,化痰散结,消食导滞。

方药:①咽门缩桃丸 150g,每次服 5g,1 日 2 次,午晚饭后服。②炒牛蒡子 15g,马勃 10g(包煎),射干 10g,山豆根 10g,马鞭草 15g,鱼腥草 30g,生石膏 30g(包煎,先煎 10 分钟),浙贝母 10g,柴胡 15g,酒黄芩 10g,焦三仙各 15g,炙麻黄 10g,桑椹子 10g,小平贝母 10g,甘草 6g,僵蚕 10g,炒象牙屑(用代用品)10g,炒筋退 6g。10 剂,水煎服,日 1 剂,早晚分服。

二诊:2014 年 5 月 18 日。大便已不干结,凉汤药喝后肚子痛,嘱其温服。

方药:①咽门缩桃丸 150g,服法同上。②太子参 15g,茯苓 15g,炒白术 10g,焦三仙各 15g,鸡内金 15g,怀山药 30g,葛根 10g,炒牛蒡子 10g,炒象牙屑(用代用品)10g,炒筋退 6g,僵蚕 10g,生黄芪 30g,防风 6g,炙甘草 6g。生姜 3 片,大枣 2 枚为引。10 剂,水煎服,日 1 剂,早晚分服。

三诊:2014 年 5 月 28 日。两侧扁桃体已明显回缩,面色仍黄,大便正常,肚子未痛。

方药:①咽门缩桃丸继续服用。②党参 15g,桂枝 6g,白芍 10g,炒白术 10g,焦三仙各 15g,鸡内金 15g,怀山药 15g,葛根 15g,炒牛蒡子 10g,马鞭草 15g,炒筋退 6g,炒象牙屑(用代用品)10g,炒僵蚕 10g,防风 6g,炒白术 15g,桑椹子 15g,炙甘草 6g。10 剂,水煎服,日 1 剂,早晚分服。

四诊:2014年6月13日。扁桃体已明显缩小,面色黄,眼下暗,大便正常,1天1次,舌苔厚稍黄腻。

方药:①咽门缩桃丸150g,服法同上。②太子参10g,玄参15g,川麦冬20g,炙枇杷叶10g,焦三仙各15g,鸡内金15g,炒枳壳6g,炒筋退6g,生象牙屑(用代用品)10g,生牡蛎30g(包煎,先煎10分钟),生石膏30g(包煎,先煎10分钟),乌梅10g,马鞭草15g,挂金灯10g,甘草6g。6剂,水煎服,日1剂,早晚分服。

点评:小儿贪食、偏食或嗜食,更易伤脾胃而生痰热,久则成积或生疳证。因小儿诸疾,皆由乳食无度,过于饱食,以致不能消化运转,留而成积。故张奇文每诊多用焦三仙、鸡内金消导之品,消食化积以利消痰热。

案3

患者:李某,男,12岁。2015年5月2日初诊。

病史与诊查:两侧扁桃体特大,高低不平,充血微痛,经常感冒3年。夜卧不宁,皮肤散发丘疹,不痒,出虚汗,大便不成形,喉中觉有痰,睡觉打呼噜,说梦话磨牙,身体很胖。舌淡红,苔厚腻黄,脉滑数。

辨证:风毒客于喉间,与脾胃痰热互结而成乳蛾,加之身体肥胖,痰湿太重,阻隔气道,呼吸不畅而打呼噜。

治法:化痰散结,清热养阴。

方药:①咽门缩桃丸150g×2瓶,每次服5g,1日2次,午晚饭后服。②玄参15g,麦冬20g,天冬20g,炒牛蒡子10g,射干10g,小松贝母10g,桂枝6g,浙贝母10g,炒筋退6g,象牙屑(用代用品)10g,马勃10g(包煎),生牡蛎30g(包煎,先煎10分钟),生石膏30g(包煎,先煎10分钟),乌梅10g,炮姜10g(后入),全蝎10g,炒杏仁10g,炙冬花18g,炙紫菀10g,酒大黄10g(后入)。10剂,水煎服,日1剂,早晚分服。

二诊:2015年5月23日。扁桃体充血明显减轻,大便成形。

方药:①继续服用咽门缩桃丸,服法同上。②上方加鸡内金15g,马鞭草15g,桑椹子15g。10剂,水煎服,日1剂,早晚分服。

三诊:2015年6月6日。睡觉打呼噜已消失,仍有1~2次磨牙,扁桃体缩至Ⅰ度,大便正常,仍有痰。

方药:①咽门缩桃丸150g×2瓶,服法同上。②上方加马鞭草15g,鱼腥草30g。10剂,水煎服,日1剂,早晚分服。

四诊:2015年6月20日。扁桃体已明显回缩,不打呼噜,皮肤起少许丘疹。

方药:玄参15g,麦冬10g,炒牛蒡子10g,射干6g,马勃10g,炙冬花15g,炙紫菀15g,炙桑皮6g,白前6g,芦根15g,生石膏30g(包煎,先煎10分钟),僵蚕10g,全蝎6g,大蜈蚣2条,伸筋草15g,乌梅10g,白芍15g,夏枯草10g,炙甘草6g,炒筋退6g,象牙屑(用代用品)10g,生牡蛎30g(包煎,先煎10分钟)。12剂,水煎服,日1剂,早晚分服。

点评:胖人多痰,祛痰散结为主;清中佐温通,加桂枝、炮姜;病久入络,加全蝎、蜈蚣,以搜风通络。

瘰 疬

患者:孙某,男,6岁。2015年5月23日初诊。

病史与诊查:咽痛3天,伴鼻塞,睡觉张口,打呼噜。嗜食指甲,大便如粟,数日1行。扁桃体肿大而充血,右侧特大型,伴右侧腮腺及颌下淋巴结肿大,左侧扁桃体Ⅱ度肿大,服阿莫西林1月余。舌质红,苔薄黄腻,脉滑数。

辨证:风毒内侵。

治法:清热解毒养阴,化痰散结消肿。

方药:①咽门缩桃丸150g,每次服4.5g,1日2次,早晚饭后服。②玄参20g,麦冬20g,射干10g,炒牛蒡子10g,马勃10g(包煎),焦三仙各15g,全蝎10g,大蜈蚣2条,青黛10g(包煎),乌梅10g,酒大黄10g(后入),浙贝母10g,薄荷10g(后入),连翘10g,甘草6g。10剂,水煎服,日1剂,早晚分服。

二诊:2015年6月3日。右侧扁桃体已缩小,疼痛减轻,胃口变好,大便1日数次。

方药:上方继服8付。

三诊:2015年6月17日。左耳淋巴结仍肿大,扁桃体已见回缩,打呼噜明显减轻,大便不干结。

方药:夏枯草10g,柴胡15g,酒黄芩10g,生牡蛎30g(包煎,先煎10分钟),全蝎10g,大蜈蚣2条,蒲公英30g,马勃30g(包煎),鱼腥草30g,马鞭草15g,浙贝母10g,玄参15g,甘草6g,麦冬10g,象牙屑(用代用品)10g,炒筋退6g,乌梅10g。10剂,水煎服,日1剂,早晚分服。

四诊:2015年6月29日。右边扁桃体稍回缩,睡觉已不打呼噜,大便正常,右腮下及右颌下淋巴结仍肿大,稍有压痛。

方药:①咽门缩桃丸 150g,服法同上。②玄参 15g,鱼腥草 30g,马鞭草 15g,生牡蛎 30g(包煎,先煎 10 分钟),夏枯草 10g,金银花 15g,连翘10g,焦三仙各 15g,鸡内金 15g,炒筋退 7.5g,象牙屑(用代用品)10g,乌梅10g,马勃 10g(包煎),浙贝母 10g,炒牛蒡子 10g,炙桑皮 6g,桂枝 6g,麦冬15g,甘草 6g。10 剂,水煎服,日 1 剂,早晚分服。③如意金黄散 30g+ 黛蛤散 10g+ 青梅散 10g,共 50g,茶水调敷患处。

五诊:2015 年 7 月 17 日。右侧扁桃体见消,淋巴结已不肿大,又发热,查体温 39.5℃。

方药:①咽门缩桃丸续用,服法同上。②玄参 15g,麦冬 15g,炒牛蒡子10g,射干 10g,金银花 18g,连翘 15g,蛇舌草 15g,蒲公英 30g,炒筋退 10g,马勃 10g(包煎),象牙屑(用代用品)10g,生牡蛎 30g(包煎,先煎 10 分钟),生石膏 30g(包煎,先煎 10 分钟),板蓝根 15g,桂枝 6g,全蝎 10g,酒黄芩10g,柴胡 10g,北沙参 15g,甘草 6g,酒大黄 6g(后入)。10 剂,水煎服,日 1 剂,早晚分服。

六诊:2015 年 7 月 31 日。服药 3 日后烧退,右腮下及右颌下摸不到肿大压痛的淋巴结,咽部不利,有痰不多。

方药:①咽门缩桃丸 150g,服法同上。②玄参 15g,麦冬 15g,炒牛蒡子10g,桂枝 6g,法半夏 6g,茯苓 15g,姜竹茹 6g,胆南星 6g,乌梅 6g,酒黄芩6g,柴胡 10g,夏枯草 10g,小松贝母 10g,全蝎 10g,大蜈蚣 2 条,浙贝母10g,甘草 6g,炙冬花 12g,生牡蛎 30g(包煎,先煎 10 分钟),生石膏 30g(包煎,先煎 10 分钟)。10 剂,水煎服,日 1 剂,早晚分服。

七诊:2015 年 8 月 14 日。未再发热,鼻子透气。

方药:①炙麻黄 10g,炒牛蒡子 10g,炒山豆根 10g,浙贝母 10g,生黄芪25g,柴胡 15g,酒黄芩 10g,姜半夏 10g,生石膏 30g(包煎,先煎 10 分钟),浙贝母 10g,小松贝母 10g,鱼腥草 10g,马鞭草 15g,乌梅 10g,炒筋退 10g,象牙屑(用代用品)10g,马勃 10g(包煎),川黄连 10g,生牡蛎 30g(包煎,先煎 10分钟),炙甘草 3g,酒大黄 10g(后入)。12 剂,水煎服,日 1 剂,早晚分服。②漱口药:鱼腥草 30g,寒水石 30g,生石膏 30g(包煎,先煎 10 分钟),白矾 3g,硼砂 4.5g,川黄连 10g,黄芩 15g,薄荷冰 3g(后入),乌梅 20g,金银花 30g。12剂,水煎服,日 1 剂,早午晚饭后漱口。③咽门缩桃丸 150g,服法同上。

点评:瘰疬之发,颈部常见,大者属瘰,小者属疬。皮里膜外,药效难达,痛者易治,不痛难疗。张奇文内外兼治,用如意金黄散加味调敷,又自制漱口药,收效甚速。

三、脾胃病证

干 呕

患者:惠某,男,13 岁。2014 年 5 月 2 日初诊。

病史与诊查:晨起口干恶心,清嗓而咳 2 年,加重半年,咳嗽,无痰,大便干结。扁桃体Ⅲ度肿大,素体虚弱,舌淡红,苔白稍厚,脉细弱。

辨证:气阴亏虚,风毒内侵,痰热结于咽喉。

治法:益气养阴,清热解毒,化痰散结。

方药:玄参 10g,南沙参 15g,麦冬 30g,木蝴蝶 10g,桂枝 6g,射干 10g,淡豆豉 10g,炙枇杷叶 10g,姜半夏 10g,姜竹茹 10g,焦三仙各 15g,通草 3g,酒黄芩 10g。7 剂,水煎服,日 1 剂,早晚分服。

二诊:2014 年 5 月 11 日。恶心咳嗽好转,两侧扁桃体Ⅱ度肿大。

方药:①咽门缩桃丸 150g,每次服 5g,1 日 2 次,午晚饭后服。②炙麻黄 10g,炒牛蒡子 10g,射干 6g,山豆根 10g,玄参 10g,南沙参 15g,川麦冬 15g,木蝴蝶 10g,炙枇杷叶 10g,姜半夏 6g,姜竹茹 6g,淡豆豉 6g,酒黄芩 10g,炙百部 10g,炙冬花 10g,炙紫菀 12g,炙甘草 6g,小平贝母 10g。7 剂,水煎服,日 1 剂,早晚分服。

三诊:2014 年 5 月 23 日。仍咳嗽,有痰鸣音,已不恶心,扁桃体已缩小,几乎看不到,大便稍稀,吃饭仍不佳。

方药:炙麻黄 10g,炒牛蒡子 10g,射干 10g,山豆根 10g,玄参 15g,麦冬 15g,太子参 15g,炒白术 10g,姜半夏 10g,茯苓 15g,小松贝母 10g,橘红 10g,天竺黄 10g,炒杏仁 10g,葶苈子 20g,炙枇杷叶 10g,炙百部 10g,炒筋退 6g,炒麦芽 10g,炙甘草 6g,酒黄芩 10g。7 剂,水煎服,日 1 剂,早晚分服。

四诊:2014 年 6 月 7 日。晨起仍稍咳嗽,次数明显减少,大便正常。

方药:①咽门缩桃丸 150g,服法同上。②炙麻黄 10g,炒牛蒡子 10g,橘红 10g,射干 10g,小松贝母 10g,炙冬花 15g,炙紫菀 15g,陈皮 6g,干姜 6g,辽细辛 3g,北五味 6g,焦三仙各 15g,鸡内金 15g,炙甘草 6g。7 剂,水煎服,日 1 剂,早晚分服。

五诊:2014 年 6 月 14 日。晨起仍稍咳嗽,痰极少。

方药:生石膏 30g(包煎,先煎 10 分钟),炒苏子 10g,地龙 10g,僵蚕 10g,炙麻黄 10g,炒牛蒡子 10g,橘红 10g,射干 10g,小松贝母 10g,炙冬花 15g,炙紫菀 15g,陈皮 6g,干姜 6g,辽细辛 3g,北五味 6g,焦三仙各 15g,鸡内金 15g,炙甘草 6g。7 剂,水煎服,日 1 剂,早晚分服。

六诊:2014 年 6 月 22 日。两侧扁桃体皆回缩至正常,大便正常,仍稍有咳嗽。

方药:①咽门缩桃丸 150g,服法同上。②炙麻黄 10g,炒牛蒡子 10g,射干 6g,山豆根 10g,马鞭草 15g,鱼腥草 30g,生象牙屑(用代用品)10g,炒筋退 6g,乌梅 10g,挂金灯 10g,桂枝 6g,小松贝母 10g,浙贝母 10g,炙冬花 15g,炙枇杷叶 10g,芦根 15g,炙甘草 6g,炙百部 10g,僵蚕 15g。14 剂,水煎服,日 1 剂,早晚分服。

点评:临床上既有阴虚,又见痰热之证,于乳蛾病也常见,其治要在养阴而不助痰湿,清痰而不伤阴津,胃气和降而干呕自止。

肠 痛

患者:王某,男,11 岁。2014 年 7 月 18 日初诊。

病史与诊查:右下腹及脐下痛伴发热半天,前天大便 1 次,正常。两侧扁桃体Ⅱ度肿大,咽部腺样体肥大,稍充血,咽不痛,不咳嗽,麦氏点压痛不明显。查体温 38.8℃;血常规检查:白细胞 12.15×10^9/L,中性粒细胞百分比 67.6%,单核细胞绝对值 1.05×10^9/L,中性粒细胞绝对值 8.2×10^9/L;超声检查:腹部仅见数个大淋巴结同声,大者 1.4cm×0.9cm。

辨证:风毒内侵。

治法:疏散风热,清热解毒,散结止痛。

方药:①咽门缩桃丸 150g,每次服 5g,1 日 2 次,午晚分服。②柴胡 20g,葛根 15g,乌药 15g,广木香 10g,白芍 30g,桂枝 10g,太子参 15g,焦白术 10g,藿香 10g,姜厚朴 10g,酒大黄 10g(后下),焦三仙各 15g,鸡内金 15g,炙甘草 6g,焦槟榔 9g,醋延胡索 15g。生姜 3 片,大枣 3 枚为引。6 剂,水煎服,日 1 剂,早晚分服。

二诊:2014 年 7 月 25 日。体温正常,无腹痛。

方药:太子参 15g,玄参 10g,麦冬 10g,浙贝母 10g,射干 10g,炒牛蒡子 10g,马鞭草 15g,马勃 10g(包煎),炒筋退 6g,象牙屑(用代用品)10g,乌梅 10g,焦白术 10g,茯苓 16g,焦三仙各 15g,鸡内金 15g,炙甘草 6g,生牡蛎 30g(包煎,先煎 10 分钟),生石膏 30g(包煎,先煎 10 分钟),桂枝 10g。生姜 3 片,大枣 3 枚为引。7 剂,水煎服,日 1 剂,早晚分服。

三诊:2014 年 8 月 10 日。两侧扁桃体已见不到,不清嗓,也不打呼噜,轻度咳嗽,大便已不黏。

方药:①咽门缩桃丸 150g,服法同上。②太子参 15g,桂枝 10g,白芍 15g,炒麦芽、生麦芽各 15g,炙鸡内金 15g,砂仁 6g(后入),草豆蔻 6g(后入),公丁香 3g,炒枳壳 10g,陈皮 10g,姜半夏 10g,姜竹茹 10g,乌梅 10g,炙甘草 6g。生姜 3 片,大枣 3 枚为引。7 剂,水煎服,日 1 剂,早晚分服。

点评:时值初伏,初诊用藿香以散暑湿之气。三诊皆用桂枝,何也? 桂枝味辛甘大热,宣导百药,通血脉,反佐用之,清热化瘀,散结之力更著。

腹 痛

患者:柴某,女,8 岁。2010 年 8 月 1 日初诊。

病史与诊查:腹痛,绕脐而痛,时发时止 3 年,伴纳呆,身形瘦弱,且易感冒,大便正常,左侧扁桃体 I 度,脉细弱。检查诊断为肠系膜淋巴结炎。

辨证:脾虚食滞,寒袭肠胃。

治法:健脾和胃,祛寒止痛。

方药:炒苍术 10g,姜厚朴 6g,陈皮 10g,炒枳壳 6g,焦白术 10g,鸡内金 20g,炒谷芽、炒麦芽各 15g,砂仁 6g(后入),连翘 10g,炒莱菔子 12g,醋香附 10g,甘草 3g,乌梅 6g,干姜 6g。生姜 3 片,炒大枣 3 枚为引。8 剂,水煎服,日 1 剂,早晚分服。

二诊:2010 年 8 月 9 日。服药后未再腹痛,食欲改善。

方药:炒苍术 10g,姜厚朴 6g,陈皮 10g,炒枳壳 6g,焦白术 10g,鸡内金 20g,炒谷芽、炒麦芽各 15g,砂仁 6g(后入),连翘 10g,桂枝 6g,炒莱菔子 12g,醋香附 10g,乌梅 6g,干姜 6g,甘草 3g。生姜 3 片,炒大枣 3 枚为引。8 剂,水煎服,日 1 剂,早晚分服。

点评:绕脐痛,必有风冷,用砂仁、干姜、桂枝温中散寒。食滞日久,瘀而化热,方加连翘清热散结,一味乌梅尤妙,主下气,除热烦满,又杀虫消积。

腹泻

患者:张某,女,2岁6个月。2014年6月19日初诊。

病史与诊查:腹泻反复发作1年半,多是绿色稀便,有泡沫。一般1天泻3~5次,最多一天泻8~9次。有时呕吐,夜卧不宁,易惊醒,醒则啼,舌淡红,苔白厚腻,指纹紫暗。

辨证:心虚胆怯,脾肾虚弱。

治法:祛风清肝,健脾和胃,涩肠止泻。

方药:钩藤6g,全蝎6g,僵蚕6g,焦白术10g,车前子15g(包煎),炒白芍10g,煨诃子10g,焦山楂10g,炒谷芽10g,猪苓10g,泽泻10g,炙甘草2g,炮姜6g,炒石榴皮6g。6剂,水煎服,日1剂,早晚分服。

二诊:2014年6月25日。大便中有奶瓣,绿沫减少,3天前呕吐量很少。睡眠安稳,未再惊哭。

方药:①小儿肚脐贴3贴。②小儿止泻散20g,每次服2g,1日2次,空腹服。③白芷4.5g,车前子10g(包煎),茯苓10g,白术10g,酒黄芩6g,炮姜3g,防风6g,僵蚕6g,猪苓10g,泽泻10g,炒谷芽10g,焦山楂10g,甘草3g,灯心草3g。6剂,水煎服,日1剂,早晚分服。

点评:清心平肝,祛风止惊,心宁肝平,惊哭不再,而泄泻易愈。

肛周息肉

患者:李某,女,9岁。2015年1月8日初诊。

病史与诊查:大便干结,偶尔便血半年,舌淡红,苔薄黄,脉弦数,体胖,体重100斤。查两侧扁桃体Ⅱ度肿大,肛周长息肉,如豆大。

辨证:湿热内蕴。

治法:清热解毒,化痰散结。

方药:①咽门缩桃丸150g,每次服5g,1日2次,午晚饭后服。②茯苓30g,郁金10g,小松贝母10g,鱼腥草30g,马鞭草10g,炒筋退5g,象牙屑(用代用品)10g,马勃10g(包煎),生石膏30g(包煎,先煎10分钟),炙麻黄10g,车前子30g,甘草6g,炒杏仁10g,炙冬花15g,炙紫菀15g,柴胡15g,鸡内金15g,生牡蛎30g(包煎,先煎10分钟),酒黄芩10g。8剂,水煎服,日1剂,早晚分服。

二诊:2015年1月17日。息肉小了一大半。

方药:①咽门缩桃丸 150g,服法同上。②上方去茯苓 30g,加侧柏叶 10g,柴胡 15g,僵蚕 10g。8 剂,水煎服,日 1 剂,早晚分服。

三诊:2015 年 2 月 1 日。扁桃体已明显缩小,息肉消失。

方药:①咽门缩桃丸 150g×2 瓶,服法同上。②炒苍术 10g,姜厚朴 6g,陈皮 10g,茯苓 18g,猪苓 15g,车前子 15g(包煎),冬瓜皮 30g,炒杏仁 10g,炒牛蒡子 10g,炒筋退 6g,象牙屑(用代用品)10g,乌梅 10g,干荷叶 18g,僵蚕 10g,全蝎 10g,炙桑皮 6g,小松贝母 10g,柴胡 10g,甘草 6g,泽泻 18g。15 剂,水煎服,日 1 剂,早晚分服。

点评:"药对证,喝口汤,不对证,用船装",张奇文仍用咽门缩桃丸,选药对证,故上可缩乳蛾,下可祛息肉,异病同治也。

便 秘

患者:姜某,男,16 个月。2015 年 2 月 5 日初诊。

病史与诊查:大便干结半年,现在加重 1 月,肠胃微胀,呕吐。

辨证:肠腑郁热。

治法:清热行气,消滞通便。

方药:炒苍术 10g,姜厚朴 6g,陈皮 6g,炒枳壳 6g,酒大黄 10g(后入),焦三仙各 10g,炒莱菔子 10g,炙鸡内金 15g,炙枇杷叶 10g,炙紫菀 15g,炙甘草 6g。6 剂,水煎服,日 1 剂,早晚分服。

二诊:2015 年 2 月 11 日。大便正常,烦躁易闹,指纹粗大色黑,肝火旺。

方药:炒苍术 10g,姜厚朴 6g,陈皮 10g,白芍 15g,川黄连 6g,酒黄芩 6g,钩藤 6g,菊花 10g,金银花 15g,连翘 10g,蝉蜕 6g,竹叶 3g,灯心草 3g,炒酸枣仁 10g,远志 3g,浮小麦 20g,炙甘草 6g,酒大黄 3g(后入),炙紫菀 15g。6 剂,水煎服,日 1 剂,早晚分服。

点评:大便虽通,仍有心肝火旺,故清心肝之火,再以治脏腑之热,使火不乘大肠,而便秘痊愈。

四、心肝病证

儿童多动症

患者:孙某,男,11 岁。2015 年 5 月 22 日初诊。

病史与诊查:自幼好动性急,近一年来加重,说话急躁,急则说话结巴。易出虚汗,咽不利,时有痰。两侧扁桃体Ⅱ度肿大,充血,舌质红,苔薄黄,脉滑。西医诊断为多动症,检查血铅超标。

辨证:风毒内侵,痰瘀互结。

治法:清热利咽,化痰散结。

方药:①天然牛黄6g,羚羊角粉20g,茯苓40g,法半夏30g,天竺黄20g,胆南星20g,菖蒲20g,小松贝母40g,橘红20g,酒黄芩20g,川黄连20g,丹参40g,远志15g,川木通20g,赤芍20g,地龙30g,全蝎30g,大蜈蚣2条,甘草15g,焦三仙各15g,冰片6g,水飞朱砂15g,青黛30g,马勃20g,炒筋退15g,象牙屑(用代用品)20g,琥珀粉15g。共研细末,水泡为丸,每次服8丸,1日2丸。②生地黄20g,柴胡15g,法半夏10g,茯苓15g,僵蚕10g,全蝎10g,大蜈蚣2条,焦三仙各15g,炙鸡内金15g,小松贝母10g,橘红10g,川木通6g,竹叶10g,胆南星10g,葶苈子20g,甘草6g,酒黄芩10g(后入)。10剂,水煎服,日1剂,早晚分服。

二诊:2015年6月7日。服药后说话清楚些,扁桃体缩小,舌淡红,苔薄黄,脉滑。

方药:①咽门缩桃丸150g,每次服5g,1日2次,午晚饭后服。②姜半夏10g,茯苓15g,天麻10g,全蝎10g,僵蚕10g,节菖蒲15g,小松贝母10g,浙贝母10g,马勃10g(包煎),瓜蒌18g,钩藤15g,天麻10g,伸筋草20g,木瓜6g,甘草6g,大蜈蚣2条,炒筋退6g,象牙屑(用代用品)10g。10剂,水煎服,日1剂,早晚分服。

点评:小儿多动症,为西医之病名,称之为注意缺陷与多动障碍(ADHD),中医文献无此病名。表现为注意力不集中,注意时间短暂,过度活动和冲动。《素问·至其要大论》曰:"诸躁狂越,皆属于火。"多动证可归于燥,故从火论治,或清心火,或泻肝火,或祛痰火……此病不能速去。故张奇文为患者制水丸内服,慢病缓图之法。

五、肾脏病证

遗　尿

案1

患者:武某,男,13岁。2014年5月8日初诊。

病史与诊查:遗尿 1 年。幼时经常尿床,5 岁左右好转,近 1 年又发,秋冬尤甚。胃不好,畏寒怕冷,体胖,夜睡时打呼噜,小时候经常输液,反复感冒,脉沉细,右侧扁桃体Ⅲ度肿大。

辨证:肾虚不固。

治法:温肾助阳,缩尿止遗,化痰散结。

方药:①咽门缩桃丸 150g,每次服 5g,1 日 2 次,饭后分服。②麻黄绒 10g,干姜 10g,炒牛蒡子 10g,炙冬花 10g,炙紫菀 10g,炙甘草 6g,生牡蛎 30g(包煎,先煎 10 分钟),生石膏 30g(包煎,先煎 10 分钟),射干 6g,车前草 15g,炒象牙屑(用代用品)10g,炒筋退 6g。7 剂,水煎服,日 1 剂,早晚分服。

二诊:2014 年 5 月 17 日。服药后已不打呼噜,扁桃体回缩至左侧Ⅱ度、右侧Ⅲ度,自吃药后,一直未尿床,已不怕冷,肠胃不好,偶有腹泻。

方药:桂枝 10g,炒白芍 15g,焦白术 15g,太子参 15g,炒牛蒡子 15g,射干 6g,炒麦芽、生麦芽各 15g,炙鸡内金 15g,怀山药 30g,煨葛根 10g,桑螵蛸 10g,金樱子 10g,炙韭子 15g,车前子 15g(包煎),益智仁 10g,乌梅 10g,紫油桂 6g,桑叶 6g,柴胡 6g,党参 15g,干姜 10g,炙麻黄 10g,熟附子 10g(加姜 10g,先煮 20 分钟)。7 剂,水煎服,日 1 剂,早晚分服。

三诊:2014 年 6 月 7 日。扁桃体缩小,脾胃较前好转。

方药:①咽门缩桃丸 150g,服法同上。②炙麻黄 10g,炒牛蒡子 20g,射干 10g,马勃 10g(包煎),挂金灯 10g,干姜 6g,辽细辛 3g,北五味 6g,浙贝母 10g,小松贝母 10g,炒象牙屑(用代用品)10g,炒筋退 6g,生牡蛎 30g(包煎,先煎 10 分钟),乌梅 10g,焦三仙各 15g,炙鸡内金 15g,炒枳壳 10g,炙甘草 6g。7 剂,水煎服,日 1 剂,早晚分服。

四诊:2014 年 6 月 14 日。睡觉已不打呼噜,大便正常,时有清嗓咳嗽。

方药:①咽门缩桃丸 150g,服法同上。②玄参 15g,麦冬 15g,马勃 10g(包煎),桂枝 6g,射干 10g,挂金灯 10g,生石膏 30g(包煎,先煎 10 分钟),浙贝母 10g,小松贝母 10g,生象牙屑(用代用品)10g,炒筋退 6g,生牡蛎 30g(包煎,先煎 10 分钟),乌梅 10g,马鞭草 15g,炒鸡内金 30g,僵蚕 20g,炒枳壳 10g,全蝎 10g,甘草 6g。7 剂,水煎服,日 1 剂,早晚分服。

五诊:2014 年 6 月 21 日。扁桃体明显缩小。

方药:①咽门缩桃丸 150g,服法同上。②玄参 15g,炒牛蒡子 12g,射干

10g,山豆根 10g,马鞭草 10g,僵蚕 20g,桂枝 6g,生象牙屑(用代用品)10g,炒筋退 6g,马勃 10g(包煎),焦三仙各 15g,鸡内金 20g,生牡蛎 30g(包煎,先煎 10 分钟),生石膏 30g(包煎,先煎 10 分钟),节菖蒲 6g,桑椹子 15g,甘草 6g。15 剂,水煎服,日 1 剂,早晚分服。

六诊:2014 年 7 月 17 日。自服咽门缩桃丸以来,未感冒,也未发烧,扁桃体较前已明显缩小。

方药:太子参 15g,生黄芪 30g,炒牛蒡子 20g,射干 10g,炒筋退 10g,生象牙屑(用代用品)15g,焦白术 15g,陈皮 10g,瓜蒌 30g,山萸肉 15g,乌梅 10g,僵蚕 10g,醋莪术 15g,炒麦芽、生麦芽各 15g,生牡蛎 30g(包煎,先煎 10 分钟),生石膏 30g(包煎,先煎 10 分钟),炙甘草 6g,马鞭草 15g,石见穿 10g。10 剂,水煎服,日 1 剂,早晚分服。

点评:张奇文初诊、二诊皆佐用麻黄、车前草,一宣一利,通调水道,以助肾、膀胱之气化,便开阖有度,而遗尿自止。三诊去车前草,四诊、五诊酌加养阴之药,续而重用补肺之黄芪,以补养阴,而固疗效。

案 2

患者:李某,男,11 岁。2014 年 11 月 30 日初诊。

病史与诊查:自幼尿床,至今不愈。头发花白而卷,皮肤黄白,舌淡红,苔薄白,脉细数。扁桃体内侧Ⅰ度肿大。

辨证:肾气虚弱。

治法:补肾固脉。

方药:①咽门缩桃丸 150g,每次服 5g,1 日 2 次,早晚饭后服。②麻黄绒 10g,炒杏仁 10g,生薏苡仁 30g,补骨脂 15g,桑螵蛸 10g,金樱子 10g,覆盆子 10g,益智仁 10g,乌药 15g,焦三仙各 15g,炙鸡内金 15g,炙甘草 6g,砂仁 6g(后入),炒筋退 6g,象牙屑(用代用品)6g,乌梅 10g。6 剂,水煎服,日 1 剂,早晚分服。

二诊:2014 年 12 月 6 日。尿床已好,扁桃体已回缩。咽门缩桃丸继服。

点评:遗尿者,多是肾气虚弱,膀胱有冷,不能约于水也。张奇文用麻黄绒、炒杏仁宣肺散寒,收涩之中佐宣利之药,以利膀胱之约。

六、皮肤病证

过敏性紫癜

患者:刘某,女,10岁。2006年11月13日初诊。

病史与诊查:9月27日两腿前面开始起紫斑,每日用地塞米松,维生素C等后退而又发。现双腿有斑点,手凉,大便干,近两日感冒,咳嗽流涕,两侧扁桃体Ⅰ度。现仍用激素药,每日3片,舌红,苔薄黄腻,脉浮数。

辨证:风热内侵,热迫血溢。

治法:清热祛风,凉血化瘀。

方药:柴胡10g,酒黄芩10g,炒牛蒡子10g,射干10g,板蓝根15g,生石膏30g(包煎,先煎10分钟),牡丹皮10g,赤芍10g,紫草10g,炒薏苡仁、生薏苡仁各30g,炒苍术10g,黄柏6g,蝉蜕10g,荆芥10g,防风6g,白茅根30g,脱力草20g,甘草6g。10剂,水煎服,日1剂,早晚分服。

二诊:2006年11月25日。感冒已愈,两腿紫斑已消,现激素药仍服。

方药:柴胡10g,酒黄芩10g,炒牛蒡子10g,射干10g,板蓝根15g,生石膏30g(包煎,先煎10分钟),生地黄15g,牡丹皮10g,赤芍10g,紫草10g,蝉蜕10g,白鲜皮10g,黄柏6g,防风6g,徐长卿15g,地肤子10g,焦三仙各15g,焦山楂15g,荆芥10g。10剂,水煎服,日1剂,早晚分服。

三诊:2006年12月5日。症状稳定。

方药:柴胡10g,酒黄芩10g,炒牛蒡子10g,射干10g,紫草10g,焦山楂10g,炒麦芽、生麦芽10g,牡丹皮6g,生石膏30g(包煎,先煎10分钟),赤芍10g,徐长卿15g,蝉蜕10g,虎杖10g,白鲜皮10g,黄柏6g,地肤子10g,荆芥10g,生地黄15g,脱力草5g,炙甘草6g。10剂,水煎服,日1剂,早晚分服。

四诊:2006年12月16日。症状稳定,大便稍稀,舌淡红,苔薄黄。

方药:柴胡10g,酒黄芩10g,法半夏6g,炒枳壳6g,陈皮10g,姜竹茹6g,砂仁6g(后入),虎杖9g,蝉蜕10g,荆芥6g,白鲜皮10g,徐长卿10g,焦山楂10g,牡丹皮6g,仙鹤草10g,赤芍6g,炙甘草6g。6剂,水煎服,日1剂,早晚分服。

五诊:2006年12月23日。现已停用激素药,未再发新斑。

方药:七珍丹15g,每次服15~20粒,1日2次。

点评:过敏性紫癜,属中医学"血证""发斑"范畴,也有患者伴有胃肠道症状,关节肿痛,小便潜血等,然其治不外清热解毒,凉血祛瘀化斑,方内佐用风药,是张奇文用药之特点。

脱 发

患者:王某,男,13 岁。2014 年 8 月 22 日初诊。

病史与诊查:脱发伴头皮瘙痒 3 年,加重 1 年,睡喜俯卧,偶尔腹痛,舌淡红,苔薄厚白,脉细弱,两侧扁桃体Ⅱ度肿大。

辨证:肝肾虚弱,风热湿毒内侵。

治法:补肾养血,祛风燥湿,止痒生发。

方药:①生地黄 30g,生石膏 30g(包煎,先煎 10 分钟),白鲜皮 30g,川芎 30g,酒当归 20g,赤芍 15g,生侧柏叶 30g,炒艾叶 10g,辽五味 10g,黑芝麻 30g,枸杞子 30g,川牛膝 6g,升麻 15g,蔓荆子 15g,全蝎 10g,大蜈蚣 3 条,地龙 10g,制何首乌 30g,盐知母 10g,盐黄柏 10g,炙甘草 6g,夜交藤 30g,莲子肉 15g,炒麦芽、生麦芽各 15g。10 剂,水煎服,日 1 剂,早晚分服。②鲜生侧柏叶 250g,蒜窝子捣细,把水滤出,掺二锅头酒 250g,泡大枫子 15g,生附子 10g,辽细辛 3g,雄黄 6g,白矾 4g,泡五天后,即开始蘸液涂擦头部。

二诊:2014 年 9 月 17 日。头发已不痒,再取内服药方 10 付,外用药方继续使用。

三诊:2014 年 9 月 27 日。已不掉头发,发根长毛球了,两侧扁桃体Ⅲ度肿大,清嗓咳嗽,仍打呼噜。

方药:①咽门缩桃丸 150g×2 瓶,每次服 5g,1 日 2 次,午晚饭后服。②上方再加葛根 30g,焦白术 15g,车前子 15g(包煎),继服 10 剂。③外涂药继续用。

四诊:2014 年 10 月 15 日。头发已生,从脱发周围渐起渐多,不痒,舌苔稍厚,脉较前好转。

方药:制首乌 30g,生地黄 30g,牡丹皮 15g,水牛角丝 10g(先煎 10 分钟),夜交藤 30g,生侧柏叶 15g,炒艾叶 10g,白鲜皮 30g,地肤子 30g,干荷叶 10g,薄荷 10g,葛根 30g,桑叶 30g,酒当归 20g,川芎 15g,藁本 15g,炒酸枣仁 30g,远志 10g,羚羊角粉 3g(冲服)。10 剂,水煎服,日 1 剂,早晚分服。

五诊:2014 年 10 月 25 日。新发已落,大部分可见,扁桃体已回缩,睡觉很好,继续用外涂药。

方药:内服药上方加女贞子 12g,旱莲草 12g,蔓荆子 10g,干荷叶 100g,川芎 10g,酒当归 18g,焦白术 15g,茯苓 15g,焦三仙各 15g,炙甘草 6g,熟地黄 30g,砂仁 10g(后入)。10 剂,水煎服,日 1 剂,早晚分服。

六诊:2014 年 11 月 23 日。扁桃体已回缩,可见新生毛发。

方药:①咽门缩桃丸继服,服法同前。②生地黄 30g,制首乌 15g,夜交藤 30g,炒艾叶 10g,全蝎 10g,天麻 15g,大蜈蚣 3 条,白芷 15g,蔓荆子 15g,酒当归 30g,白蒺藜 30g,补骨脂 30g,防风 10g,生黄芪 45g,白僵蚕 18g,黄精 30g,炙甘草 6g,砂仁 10g(后入)。12 剂,水煎服,日 1 剂,早晚分服。③生侧柏叶 250g(自备),毛姜 30g,补骨脂 30g,全蝎 15g,干姜 20g(捣),花椒 15g(捣),桂枝 15g,大蜈蚣 3 条,制乳香、没药各 15g,紫草 30g,穿山龙 30g,甘草 15g。上方共捣粗末,加入梅片 6g,薄荷冰 3g,用高度酒滤过,蘸液涂擦头部。

七诊:2014 年 12 月 6 日。有许多新发长出来。

方药:酒当归 18g,川芎 15g,赤芍、白芍各 15g,熟地黄 30g,生黄芪 45g,生晒参 15g(另煎),黄精 30g,山萸肉 15g,玉竹 15g,制首乌 30g,夜交藤 30g,侧柏叶 15g,牡丹皮 10g,大蜈蚣 3 条,僵蚕 15g,蔓荆子 15g,蛇床子 30g,白芷 15g,炙甘草 6g,阿胶 15g(烊化),鹿角胶 15g(烊化),黑芝麻 30g。12 剂,水煎服,日 1 剂,早晚分服。

点评:妙在外用,诸药酒制,直涂患处,生发甚效。而外治之方,前后各异,初则祛风毒为主,继则补肾气为先。

奶 癣

案 1

患者:王某,男,4 个月。2014 年 12 月 15 日初诊。

病史与诊查:面部湿疹,自出生 3 个月时而发,流水脱皮屑,经治稍好,仍时而加重,且皮肤变紫色。身体胖,伴喉中痰鸣,鼻塞咳嗽,大便稀,时黄时绿,舌淡红,苔白厚腻,指纹色紫。

辨证:湿热蕴肤。

治法:清热祛风止痒,化痰利湿润燥。

方药:钩藤 6g(后下),天麻 6g,茯苓 10g,僵蚕 6g,全蝎 3g,法半夏 6g,小松贝母 10g,橘红 6g,橘络 3g,炙冬花 10g,炙紫菀 10g,炙枇杷叶 10g,白芷 3g,蝉蜕 4.5g,车前子 4.5g(包煎),灯心草 1.5g,竹叶 3g,甘草 3g,炙麻黄 6g,炒杏仁 6g,白前 6g,酒黄芩 6g。6 剂,水煎服,日 1 剂,早晚分服。

二诊:2014 年 12 月 19 日。吃第二付药就不咳了,皮肤比以前好多了,大便黑色,脸上又起很多红疹。

方药:炙麻黄 6g,炙僵蚕 6g,蝉蜕 6g,茯苓 10g,焦山楂 7.5g,牡丹皮 6g,紫草 10g,白鲜皮 10g,生薏苡仁 20g,炒麦芽 10g,赤芍 6g,钩藤 6g,竹叶 3g,灯心草 1.5g,甘草 3g,小松贝母 10g。7 剂,水煎服,日 1 剂,早晚分服。

三诊:2014 年 12 月 26 日。脸部红疹已消退,皮肤偏干燥。

方药:①紫草 20g,白芷 6g,甘草 10g,香油炸枯存性,滤油加蜂蜡 6g,收膏外涂。②羚羊角粉 1.5g×7 包,包煎(隔水炖服)。③焦山楂 10g,炒谷芽 10g,焦神曲 6g,生薏苡仁 15g,蝉蜕 6g,竹叶 3g,灯心草 3g。6 剂,水煎服,日 1 剂,早晚分服。

点评:奶癣之发,胖儿多见,每兼咳喘。故张奇文内治以断其根,然外治不可或缺,内服生效后,再外涂以凉血生肌,润燥之膏而收功。因奶癣之变化分而治之,见张奇文治法之妙。

案 2

患者:王某,女,3 个月。2014 年 12 月 27 日初诊。

病史与诊查:湿疹 2 个多月,背后、耳后、头部均有粟粒状血疹,脱屑瘙痒,睡不安枕,大便黏,苔白厚腻,指纹浮紫。西医诊断为干型湿疹。

辨证:风热湿毒,客于肌肤。

治法:清热解毒,祛湿止痒。

方药:生地黄 10g,连翘 10g,赤芍 6g,牡丹皮 6g,茯苓 10g,生薏苡仁 15g,紫草 10g,蝉蜕 6g,白鲜皮 10g,焦山楂 10g,酒黄芩 6g,川黄连 3g,甘草 6g。6 剂,水煎服,日 1 剂,早晚分服。

二诊:2015 年 1 月 10 日。已愈,偶有咳嗽。

方药:茯苓 10g,小松贝母 10g,炙麻黄 6g,酒黄芩 6g,炙冬花 10g,炙紫菀 10g,前胡 10g,连翘 10g,赤茯苓 10g,生地黄 10g,蝉蜕 6g,乌梅 6g,白鲜皮 10g,僵蚕 6g,金银花 10g,葛根 6g,炒谷芽 10g,甘草 3g。6 剂,水煎服,日 1 剂,早晚分服。

点评:诸痛痒疮皆属心,初诊拟用连翘、黄连清心火,继拟养血清热,祛风化痰之剂治之。

湿 疹

患者:鞠某,男,14岁。2014年6月10日初诊。

病史与诊查:下身湿疹,脱屑,时轻时重年余。大便秘结,脘腹痛轻,身体消瘦,烦躁易怒。两侧扁桃体Ⅱ度肿大,舌淡红,苔薄黄,脉弦细。查左睾丸有积液(水疝)。

辨证:湿热风毒内蕴。

治法:疏肝清热,利湿止痒。

方药:①咽门缩桃丸150g,每次服5g,1日2次,饭后服用。②柴胡15g,酒黄芩10g,茯苓18g,泽泻15g,猪苓15g,荔枝核10g,橘红10g,小茴香10g,炒牛蒡子10g,炒象牙屑(用代用品)10g,射干10g,炒筋退6g,生牡蛎30g(包煎,先煎10分钟),滑石粉15g(包煎),生薏苡仁30g,冬瓜皮30g,焦三仙各15g,鸡内金15g,通草6g。10剂,水煎服,日1剂,早晚分服。

二诊:2014年6月22日。湿疹已愈,仍吃指甲,鞘膜积液明显减轻,舌下脉络瘀阻稍轻。

方药:①咽门缩桃丸150g,服法同上。②柴胡15g,酒黄芩15g,茯苓20g,泽泻15g,猪苓15g,葶苈子10g,荔枝核、橘核各10g,小茴香10g,龙眼肉15g,炙龟板15g(先煎15分钟),车前子18g(包煎),赤小豆15g,沙苑子10g,鸡内金15g,乌梅10g,生象牙屑(用代用品)10g,炒筋退6g,生牡蛎30g(包煎,先煎10分钟),太子参15g,焦白术15g,炙甘草6g。10剂,水煎服,日1剂,早晚分服。

点评:首选一味柴胡,味苦,性平,主治心腹、肠胃中结气,饮食积聚,寒热邪气,推陈致新。故外而湿疹,内而乳蛾,下而水疝,引诸药直至病所,可谓妙选。

第四章 验方选录

第一节 儿科验方

1. 利胆汤

药物组成:茵陈 6g,蒲公英、茯苓各 4.5g,郁金、天花粉、泽泻各 3g,栀子 2g,川木通 1.5g,生甘草 1g。

适应证:新生儿黄疸,证属湿热胎毒,熏蒸肝胆。症见巩膜黄染,皮肤、黏膜色黄如橘,尿深黄,身热烦躁,啼哭不安,脘腹胀满,大便秘结或黏滞不畅,少乳,舌质红,苔黄白而腻。

使用方法:水煎,少量频频喂服。

2. 加味茵陈蒿汤

药物组成:茵陈 6g,栀子 3g,大黄、延胡索粉(冲服)各 1.5g,甘草 3g。

适应证:新生儿黄疸,证属湿热胎毒,熏蒸肝胆。症见巩膜黄染,遍身皮肤色黄如橘,尿黄,不乳,烦躁啼哭,脘腹胀满,肝脾肿大,舌淡红,苔黄腻。

使用方法:水煎,少量频频喂服。

3. 桂附茵陈汤

药物组成:黄芪、茵陈、茯苓各 9g,当归、泽兰各 6g,柴胡、桂枝、赤芍各 4.5g,熟附子、橘红各 2g。

适应证:胎黄,证属脾阳不振,寒湿阻遏。症见两目白珠黄而晦暗,皮肤犹如烟熏,精神萎靡,不思吮乳,腹胀呕吐,大便溏薄或色白而黏,次数频繁,舌苔白,或舌淡无苔,指纹淡红隐隐。

使用方法:若呕吐加半夏、丁香;腹胀加厚朴、莱菔子;泄泻加炮姜。水煎,少量频频喂服。

4. 清胃导赤散

药物组成:黄连(姜汁炒)、陈皮、姜半夏、竹茹、枳壳各 1.5g,茯苓、神曲、炒麦芽各 3g,生姜 1 片,竹叶 1.5g。

适应证:新生儿吐乳,证属胎热壅盛者。症见口中气热,乳后即吐,面色红赤,烦躁,啼哭不安,手足心热,大便臭秽,指纹青紫。

使用方法:水煎 2 次,将药汁合在一起,少量多次频服。

5. 加味二陈汤

药物组成:法半夏、陈皮各 3g,茯苓、神曲、炒麦芽各 4.5g,黄连(姜汁炒)1g,厚朴、炙甘草各 1.5g。

适应证:新生儿吐乳,证属伤于乳食者。症见不思饮食,口气酸腐,口中气热,腹胀,睡卧不安,烦躁啼哭,舌苔白厚,指纹滞涩。

使用方法:水煎 2 次,将药汁合在一起,少量多次频服。

6. 加味平胃散

药物组成:苍术、茯苓、厚朴各 3g,陈皮、姜半夏、炙甘草各 1.5g,干姜、白豆蔻各 1g,生姜 1 片。

适应证:新生儿吐乳,证属落地感寒,或孕母过食生冷、寒凉之物,传给胎儿,先天禀赋虚寒者。症见生后呕吐乳汁,伴有涎沫,面色青白,啼哭声微弱,便溏带奶瓣,曲腰而啼,舌质淡,苔薄白,指纹淡隐不显。

使用方法:水煎 2 次,将药汁合在一起,少量多次频服。

7. 清热导滞饮

药物组成:黄连(姜汁炒)、枳壳、桃仁、竹茹各 1g,大黄(另包,泡水后入)、陈皮、赤芍各 1.5g,生姜 1 片。

适应证:新生儿吐乳,证属秽恶郁结,郁而化热者。症见生后吐乳,腹部胀满,曲腰皱眉,阵阵啼哭,二便滞涩,面红唇赤,指纹紫滞。

使用方法:水煎 2 次,将药汁合在一起,少量多次频服。

8. 白降雪散

药物组成:煅石膏 6g,焰硝 3g,胆矾、芒硝各 1.5g,冰片 0.5g。

适应证:小儿脐疮。

使用方法:研为极细末,贮瓶备用。局部用药,以纱布绷带包扎。

临床疗效:该方治疗脐湿一证,临床应用 20 余例,较《医宗金鉴》渗脐散、金黄散疗效皆好,一般用药两三天,即不再渗水。

9. 通经活血汤

药物组成:当归尾 2.5g,桃仁 1.6g,防风 1.5g,赤芍 3g,蝉蜕、全蝎各 2.5g,木通 1.5g,桂枝 2.5g,甘草 1.5g,生姜 1 片,小儿回春丹 1 粒。

适应证:新生儿硬肿症。

使用方法:水煎上药,冲服小儿回春丹,同时于囟门使用隔姜灸法,配合梅花针,点刺变硬的肢体及臀部、面部。

临床疗效:用内服通经活血汤,隔姜灸囟门,配合梅花针点刺变硬的局部,综合治疗新生儿硬肿症 20 例,均获治愈。

【注】张奇文师承蒯仰山方。

10. 清热导赤饮

药物组成:姜黄连 1.5g,大黄 0.5g,桃仁 1.5g,槟榔 0.5g,赤芍 1g,川木通、竹叶各 0.5g。

适应证:不乳,证属秽浊郁积,气机不畅,秽气不降。婴儿出生时,污秽进入胃肠,生后胎粪不下。症见腹部胀满,烦躁不宁,面赤,呼吸短促,或呕吐不食,眉皱啼哭,小便不利,舌红,苔黄厚腻,指纹紫滞。

使用方法:水煎,频频呷服。

【注】元气不足,脾胃虚寒者慎用。

11. 镇痉通络饮(附:四物消风饮、雄黄解痉膏)

药物组成:

镇痉通络饮:蝉蜕 10g,胆南星 3g,天麻 2g,全蝎、僵蚕各 3g,钩藤 6g,地龙 10g,菊花 6g,白附子、千年健、白芷、半夏、大黄各 3g。

四物消风饮:当归 6g,白芍、红花各 3g,牛膝 4g,地龙 6g,白附子 2g,钩藤、菊花、陈皮、甘草各 3g,半夏 2g。

雄黄解痉膏:雄黄、细辛各 30g,白芷、白附子、胆南星、乳香各 15g,蓖麻仁 500g。

适应证:小儿脐风。症见身热,面唇青紫,撮口不开,牙关紧闭,口吐白沫,啼声不出,吮乳不得,眼面牵引,呈苦笑面容,全身肌肉强直,四肢阵阵抽搐,脐肿成疮,指纹青紫。

使用方法:前二方水煎,少量频服,后方开水调匀,外敷颈项部。

12. 透疹解表汤

药物组成:葛根、瓜蒌皮、荆芥、芦根各 6g,薄荷、牛蒡子、杏仁、甘草各 3g,前胡、淡豆豉、桔梗各 4.5g。

适应证:在麻疹流行地区和季节,患儿出现精神疲倦,微热咳嗽,口内无麻疹黏膜斑出现,疑似麻疹之时,可用本方"试疹"。用药后,是麻疹可助疹毒外透,非麻疹则表解病除。

使用方法:气候寒冷,加防风、葱白;气候温热,加金银花、连翘。水煎,频频呷服。

【注】张奇文师承蒯仰山方。

13. 变通白头翁汤

药物组成:生山药 18g,白头翁 9g,秦皮 7g,生白芍、生地榆各 9g,甘草 4.5g,鸦胆子 30 粒,三七粉末 3g。

适应证:慢性痢疾。

使用方法:水煎服。鸦胆子,每日 15 粒,用桂圆肉 10 个包服,1 日 3 次。

临床疗效:白头翁汤乃仲景治热痢下重之方,近人张锡纯制变通白头翁汤一方,临床试用治疗慢性痢疾,每多取效。其方组成妙在重用生山药一味,取其色白入肺,味甘归脾,滋补脾肾,濡润脾肾、血脉,固摄气化。生用原质原性,滋阴之性更著。应用本方治疗慢性痢疾时,每多去三七,以防止血滞邪之弊,重用生山药,取其健脾滋阴之长。

14. 清热解表饮

药物组成:薄荷 4.5g,牛蒡子、连翘各 6g,桔梗、浙贝母、炒栀子、淡豆豉各 4.5g,炒枳壳 3g,酒黄芩、淡竹叶各 4.5g,生甘草 3g。

适应证:外感风热证。症见高热,汗出不畅,昏睡呵欠,口渴心烦,面红腮赤,咽痛红肿,小便短赤,舌边尖鲜红,苔白厚或黄薄,脉浮数有力,指纹青紫。

使用方法:若食滞者,加神曲、麦芽;汗出不解者,加生石膏、知母;头痛剧烈者,加菊花、桑叶,去薄荷;扁桃体红肿甚者,加金银花、玄参;烦躁或惊厥者,冲服至宝丹。水煎服。

15. 仿新加香薷饮

药物组成:香薷、厚朴、薄荷各 4.5g,连翘 6g,栀子、淡豆豉、藿香各 4.5g,滑石 6g,生甘草 3g,生扁豆 9g,酒黄芩 4.5g。

适应证:暑月感寒。症见高热,无汗恶寒,身形拘急,面颊红赤,不思饮食,呕恶便溏,烦躁不安,时时啼哭,舌苔白而厚腻,指纹青紫滞涩,脉濡数有力。

使用方法:热势炽盛,面目红者,加生石膏、菊花;呕吐不止,舌尖鲜红者,去酒黄芩,加黄连;肠胃积滞,腹胀不食者,加神曲、麦芽;高热嗜睡,阵阵烦躁者,冲服至宝丹。水煎服。

【注】张奇文师承蒯仰山方。

16. 加减温胆汤

药物组成:清半夏 4.5g,橘红 1.5g,茯苓 6g,石菖蒲 3g,天竺黄 4.5g,竹茹、枳壳各 1.5g,川贝母 4.5g,瓜蒌 6g,杏仁、桔梗各 4.5g,生甘草 3g。

适应证:咳嗽(痰湿壅肺)。症见咳嗽痰多,色白而稀,胸满纳呆,呕恶困倦,舌淡红,苔白腻,脉滑。

使用方法:水煎服。

17. 人参醒脾散

药物组成:人参 15g,白术、茯苓各 9g,焦山楂、神曲、麦芽各 12g,鸡内金 9g,牡丹皮、砂仁、炒栀子、酒黄芩各 6g,竹茹、酸枣仁、白芍、使君子各 9g,山药 15g,甘草 4.5g。

适应证:小儿疳证。症见神萎体瘦,毛发焦黄,皮肤干涩,肚腹胀满而硬,烦躁啼哭,手足心热,大便干结,不欲饮食或偏食,舌质红,无苔。

使用方法:上药共为细末。1 岁患儿每次服 0.6g,1 日 3 次;每增加 1 岁,用量增加 0.3g,最大剂量为 6g。

【注】张奇文师承蒯仰山方。

18. 消石汤

药物组成:三棱 4.5g,莪术、炒延胡索、木香、藿香、厚朴各 6g,太子参 9g,苏梗 6g,旋覆花 9g,清半夏 6g,鸡内金、炒枳实各 9g,柿蒂炭 15g,炒莱菔子 9g。

适应证:胃柿石病,证属胃寒积滞者。小儿食生柿及黑枣后,数小时内出现上腹不适,持续性胃脘疼痛,并伴有恶心呕吐,面色苍白,出冷汗,苔薄白,脉弦紧。

使用方法:水煎 2 次,合药汁 200~250mL,频频呷服。

19. 复方玉屏风散

药物组成:炙黄芪 9g,当归、生地黄、白术各 6g,防风 3g,黄芩 1.5g,牡蛎、太子参各 6g,浮小麦 9g,炙甘草 1.5g。

适应证:小儿自汗、盗汗。

使用方法:水煎频服,1 日 4 次。

【注】张奇文师承蒯仰山方。

20. 加味涤痰方

药物组成:姜半夏、胆南星、钩藤、天麻各 6g,茯苓、石菖蒲各 9g,橘红、竹茹、莲子心、枳实各 4.5g。

适应证:癫痫,证属痰热互结、蒙蔽清窍者。症见猝然昏仆,不省人事,如醉如痴,痰涎壅盛,喉间痰声辘辘,口吐大量涎沫,肢体挛急,舌苔白腻满布,脉弦滑或滑数。

使用方法:水煎服。

21. 珠珀镇惊散

药物组成:钩藤 4.5g,连翘、天花粉、竹茹、炒栀子各 30g,焦山楂、神曲各 6g,龙齿 4.5g,石菖蒲、人参、白术各 3g,生甘草 1.5g,白芍 3g,茯神、炒酸枣仁、川贝母各 4.5g,珍珠 0.3g,朱砂 2g,琥珀 3g。

适应证:小儿惊风,癫痫。

使用方法:共为细末。新生儿每次服 0.1g;百日左右患儿每次服 0.2g;6 个月至 1 岁患儿每次服 0.3g,均 1 日 3 次。惊恐不安者,宜用钩藤、竹叶、灯心草为引,煎汤冲服上药;面色萎黄,脾胃损伤较重者,可用核桃 1 个,连皮打碎,合鸡内金 3g,煎汤冲服上药。

【注】张奇文师承蒯仰山方。

22. 钩藤清热饮

药物组成:钩藤、茯神、天竺黄、连翘心各 4.5g,栀子、酒黄芩、石菖蒲、牡丹皮各 3g,生甘草 1.5g,淡竹叶 3g。

适应证:惊热。症见发热不甚,枕后热著,昼轻夜重,面色青黄,心悸不安,睡梦虚惊,甚则睡卧手足掣动,骤然啼哭,不能安寐。

使用方法:水煎服。

【注】张奇文师承蒯仰山经验方。

23. 清热祛痰汤

药物组成:钩藤 6g,薄荷 5g,天竺黄、桔梗各 4.5g,橘红 3g,前胡 6g,炒杏仁 8g,瓜蒌 10g,连翘心 6g,胆南星 2g,生甘草 1.5g。

适应证:急惊风。小儿感受风寒,肺气失宣,痰浊阻滞化热,引动肝风。症见发热面赤,咳嗽气粗,喉中痰鸣,频作惊惕,阵阵抽风,舌苔薄白滑润,或白如积粉。

使用方法:水煎服。

注意事项:忌食辛辣、油腻。

【注】张奇文师承蒯仰山经验方。

24. 镇惊醒脾散

药物组成:钩藤、连翘、石菖蒲、茯神各 4.5g,炒酸枣仁 6g,白芍、生龙齿、川贝母、瓜蒌皮各 4.5g,焦山楂、神曲、麦芽各 6g,炒栀子 4.5g,生龟板 6g,鸡内金 4.5g,羚羊角 3g,人参、白术各 4.5g,珍珠粉 1g,琥珀末 2g,朱砂 1.5g。

适应证:慢惊风初起,并用作预防。

使用方法:上药共为极细末,瓶贮密封保存,勿令泄气。6 个月以内患儿,每次服 0.1~0.3g,1 日 3 次,钩藤、淡竹叶、灯心草为引(三味药煮水冲药末)。1~3 岁患儿,每次服 0.3~1g,1 日 3 次。如患儿面色暗黄,毛发枯燥,兼脾虚,用胡桃 1 个,连皮带仁打碎,煮水送药。

【注】张奇文师承蒯仰山方。

25. 青梅散

药物组成:生石膏、硼砂各 2.5g,人中白、青黛、黄连、没药、乳香各 1g,冰片 0.3g。

适应证:鹅口疮。初起口内出现白屑,逐渐蔓延,如凝乳块,随擦随生,不易清除。严重者 3~5 天蔓延至全口及咽喉,可出现烦躁,啼哭不休,甚至妨碍饮食,吞咽困难,呼吸不利。

使用方法:①将青梅散诸药共研极细末,搽口中,1 日 3~5 次。②《医宗金鉴》清热泻脾散,水煎服,日 1 剂。

【注】张奇文师承蒯仰山祖传方。

26. 加味导赤散

药物组成:金银花 3g,连翘 3g,生地黄 2.5g,木通 3g,赤芍 3g,天花粉 2.5g,苦梗 3g,浙贝母 3g,淡竹叶 3g,栀子 3g,生甘草 1.5g。

适应证:用于各类重型口腔炎,伴有高烧、咽痛、尿赤等全身症状者,除局部用药外,可配合内服此方。

使用方法:水煎服(为 6 个月患儿用量)。

【注】张奇文师承蒯仰山祖传方。

27. 湿疹散

药物组成:黄柏 3g,黄连 1.5g,白芷 1.2g,煅石膏 3g,煅炉甘石 1.2g,文蛤 1.5g。

适应证:湿性湿疹。

使用方法:上方共为极细末,瓶装贮存备用。流水较多的湿性湿疹,可用药末干撒患处,对结痂之湿疹,可用香油调涂局部,1 日 2 次。若黄水浸淫,融合成片,皮肤红肿,多流浊水,唇舌红赤,并服清热解毒利湿之剂:金银花、连翘、赤茯苓各 3g,生地黄 4.5g,桔梗 1.2g,牡丹皮 3g,泽泻 6g,白芷、炒栀子各 1.2g,

天花粉 3g,滑石 4.5g(包煎),甘草 1.5g。水煎服(为新生儿用量)。

【注】张奇文师承蒯仰山祖传方。

28. 耳底散

药物组成:槐耳少许,蜈蚣 1 条,铜绿 3g,煅炉甘石 6g,珍珠粉、上冰片各 1g,枯矾少许。

适应证:急慢性中耳炎、外耳道炎。

使用方法:上药共为极细末,瓶装密贮备用。用时先以3% 双氧水洗净耳道,然后用吹散器或竹苇管、纸筒取药吹患耳内,1 日 1 次。如系急性中耳炎,或慢性中耳炎急性发作,或急性外耳道炎,流脓流水者,可先服下方:龙胆草 3g,炒栀子 1.5g,生地黄、当归各 6g,柴胡 1.5g,车前子 6g(包煎),木通 1g,泽泻 6g,酒黄芩、甘草各 1.5g。水煎服,配合耳底散外用。

【注】张奇文师承郄秋浦经验方。

29. 咽门缩桃丸

药物组成:乌梅 100g,射干 120g,炒牛蒡子 50g,山豆根 30g,象牙屑(用代用品)18g,人指甲 10g,浙贝母 30g,野柴胡 20g,桔梗 18g,青黛 30g,板蓝根 40g,儿茶 10g,挂金灯 30g,马勃 60g,马鞭草 60g,升麻 45g,酒大黄 20g,木蝴蝶 25g,三七粉 25g,冰片 1g,天然牛黄 5g,天然麝香 2g,西瓜霜 45g,羚羊粉 40g。

适应证:用于"复感儿"慢性扁桃体肿大,反复感冒、咳嗽,打呼噜,多动,伴有厌食、偏食、大便干。

使用方法:上药共为极细末,水泛为丸。每天早晚饭后各服 1 次,1 周岁内患儿每次服 0.5g;1~2 岁患儿每次服 1g;3~4 岁患儿每次服 3g;5~6 岁患儿每次服 4g;7~8 岁患儿每次服 5g;9~10 岁患儿每次服 6g;成人每次服 8~10g。白开水送下,小儿可用蜂蜜水冲服。

30. 打口药

药物组成:归尾 1.5g,赤芍 1g,红花 1.5g,枳壳 1g,酒大黄 0.5g。

适应证:用于新生儿初生后去胎毒。

使用方法:水煎备用。小儿降生后,先服打口药,待便下胎粪后再喂奶。

【注】张奇文师承蒯仰山家传方。

31. 柏叶止衄汤

药物组成:侧柏叶 10g,生地黄 15g,牡丹皮 6g,白茅根 30g,枸杞子 10g,

炒艾叶 10g,酒黄芩 10g,生桑皮 10g,莲子 10g,怀牛膝 6g,仙鹤草 15g,甘草 3g。

适应证:用于小儿鼻衄。不包括血小板减少性紫癜、血友病、白血病等引起的鼻衄。

使用方法:先浸泡 1 小时,武火煮沸后再以文火煎熬 25~30 分钟,每剂煎 2 次,每日 1 剂,每 4 小时服药一次,小儿宜少量多次。苔黄,口鼻干燥者,加生石膏 30g(先煎),知母 6g;大便秘结者,加酒大黄 6g(泡水);面色萎黄,腹泻,纳食不馨者,加焦白术 15g,太子参 10g;易出虚汗者,加生黄芪 20g,生龙骨 15g (先煎),生牡蛎 15g(先煎);恶心呕吐者,加姜竹茹 10g;嗳腐,纳差,喜俯卧,腹胀者,加焦三仙各 10g;流血量多,屡不止者,加三七粉 1.5g(分 3 次冲服)。

32. 加味白金散

药物组成:郁金 21g,白矾 9g,天竺黄 6g,朱砂、薄荷各 3g,琥珀 6g。

适应证:小儿癫痫。

使用方法:上药共为极细末,瓶装贮存备用。每次服 1g,1 日 3 次。

33. 镇惊散

药物组成:牛黄 1.5g,珍珠 3g,僵蚕、全蝎各 9g,麝香 0.5g,天竺黄 4.5g。

适应证:小儿癫痫。

使用方法:上药共为极细末,瓶装贮存备用。每次服 1g,1 日 3 次。

第二节　妇科验方

1. 降脂助孕汤

药物组成:法半夏 12g,茯苓 15g,橘红 10g,胆南星 10g,炒白芥子 6g,醋香附 15g,泽泻 30g,酒当归 15g,川芎 10g,小茴香 15g,生蒲黄 10g(包煮),炒灵脂 10g,乌药 15g,益母草 30g,炮姜 6g,炙甘草 6g。

适应证:不孕,体胖、超重之女性。

使用方法:水煎服。月经来前服 7 剂,月经第 1 天服 1 剂,第 2 天服 1 剂。经后嘱外用大粒盐熨小腹,每晚 40 分钟,共 10 天。

注意事项:嘱患者控制饮食,饮食宜清淡,忌食高脂、高蛋白饮食。告知少卧床休息,加强体育锻炼。

【注】本方具降脂助孕之功。在现代医学看来,女性不孕症主要病因有:输卵管梗阻性不孕,多由于输卵管炎症或宫外孕引起;排卵障碍性不孕,多由于卵巢功能低下引起;幼稚子宫不孕,多因子宫发育不良引起。中医学认为,女性婚后不孕多由气滞血瘀、冲任失调、痰湿瘀阻、宫冷宫寒、胞宫发育不良等多种因素相互作用而造成。在不同类型的患者身上,往往两种或两种以上的因素相互作用,有时难以截然分开。

2. 宫冷助孕汤

药物组成:酒当归 15~30g,川芎 6~10g,赤芍 10~15g,炒桃仁 10g,炮山甲(现已禁用)6~10g,生蒲黄 10g(包煮),炒灵脂 10g,醋香附 10~15g,醋延胡索 15~30g,紫油桂粉 3~5g(冲服),炒艾叶 10g,小茴香 10~20g,炮姜 6~10g,辽细辛 3~6g,白芷 10~15g,益母草 15~30g,炙甘草 6g。

适应证:婚后同居,男方精液正常,属宫冷宫寒的生育期妇女,一年以上未孕者。

使用方法:水煎服。根据血瘀和宫冷的情况,月经色的暗淡和量的多少,酌情加减活血暖宫药。

【注】本方有温经散寒、活血化瘀、暖宫助孕之功。宫冷不孕为临床常见证型,患者畏寒怕冷,经来腹痛,小腹发冷,四肢手脚凉,经色紫暗有块,量少。《金匮要略》有温经汤,主要用于冲任失调,内有瘀滞的月经不调、痛经、崩漏等病证,具有温经通脉、养血祛瘀的作用,为临床常用之方。鉴于目前瘀血证常见于临床,故本方以祛瘀、温经二者并举,以酒当归、川芎、赤芍、炒桃仁、炮山甲(现已禁用)、生蒲黄、炒灵脂等活血祛瘀之品,配合温经散寒的紫油桂、炮姜、小茴香、桂枝等,加醋香附、醋延胡索疏肝理气;辽细辛、白芷通少阴、理脾胃、芳香开窍;益母草温经活血,二者兼备;临床应用多配合大盐粒热熨小腹,取其"咸以软坚",散化腹中之凝滞,改变阴冷环境,只要如法服药,多能受孕承嗣。

3. 压乳红肿方

药物组成:槐花 12g,蒲公英 9g,夏枯草 9g,漏芦 9g,炮山甲(现已禁用)3g,王不留行 9g,通草 6g,甘草 3g。

适应证:哺乳期妇女,乳房突然红肿,恶寒发热,初起三日,尚未成脓,服1剂即消。由于乳管被挤压,乳汁淤积在管内,不流畅,发生感染。

使用方法:水、黄酒各半,煎服。服后,微出汗即消。

注意事项:对酒过敏体质者,不用黄酒或少用黄酒,以微微汗出为度。

【注】张奇文师承郄秋浦方。本方清肝泻火、下乳消痈。方中槐花、蒲公英、夏枯草清肝泻火;炮山甲(现已禁用)、王不留行、通草活血散瘀,通经下乳;甘草调和诸药。用水酒各半煎,借黄酒温通经络,共奏通乳消痈之效。

第三节 内科验方

1. 加味丹栀逍遥汤

药物组成:牡丹皮 9g,栀子 10g,柴胡 9g,薄荷 9g,当归 10g,白芍 10g,炒白术 9g,茯苓 9g,郁金 10g,香附 10g,青皮 9g,甘草 3g。

适应证:低热或潮热,热势常随情绪波动而起伏,精神抑郁,胸胁胀满,烦躁易怒,口苦口干,纳食减少,舌红,苔黄,脉弦数。

使用方法:水煎服,1 日 1 剂。

2. 加味血府逐瘀汤

药物组成:当归 9g,川芎 6g,赤芍 7g,生地黄 9g,桃仁 12g,红花 9g,牛膝9g,柴胡 3g,枳壳 6g,桔梗 5g,甘草 3g,秦艽 10g,白薇 10g。

适应证:午后或夜间发热,或自觉身体某部位发热,口燥咽干,但不多饮,肢体或躯干有固定痛处或肿块,面色萎黄或晦暗,舌质青紫或有瘀点、瘀斑,脉弦或涩。

使用方法:水煎服,1 日 1 剂。

3. 加味三仁汤

药物组成:炒杏仁 12g,滑石 15g,通草 6g,白豆蔻仁 6g,竹叶 6g,厚朴6g,生薏苡仁 15g,半夏 9g,竹茹 9g,藿香 9g,陈皮 9g,郁金 9g,佩兰 9g。

适应证:低热,午后热甚,头痛恶寒,胸闷脘痞,全身重着,不思饮食,渴不欲饮,恶心呕吐,口苦,大便黏滞不爽,苔白腻,脉弦细而濡数。

使用方法:水煎服,1 日 1 剂。

4. 加味补中益气汤

药物组成:黄芪 20g,人参 9g,白术 10g,当归 10g,陈皮 6g,升麻 3g,柴胡3g,炙甘草 5g,葛根 30g。

适应证:发热,热势或低或高,常在劳累后发作或加剧,倦怠乏力,懒言,自汗,易于感冒,食少便溏,舌质淡,苔薄白,脉细弱。

使用方法:水煎服,1日1剂。

5. 加味归脾汤

药物组成:黄芪20g,党参15g,茯苓9g,当归10g,龙眼肉12g,酸枣仁15g,远志9g,木香10g,甘草6g,熟地黄15g,枸杞子12g,制首乌12g。

适应证:发热,热势多为低热,头晕眼花,身倦乏力,心悸不宁,面色少华,唇甲色淡,舌质淡,脉细弱。

使用方法:水煎服,1日1剂。

6. 加味清骨散

药物组成:银柴胡10g,胡黄连6g,秦艽6g,鳖甲9g,地骨皮10g,青蒿15g,知母6g,甘草3g,牡丹皮20g,生地黄10g,元参10g。

适应证:午后潮热,或夜间发热,不欲近衣,手足心热,烦躁,少寐多梦盗汗,口干咽燥,或舌有裂纹,苔少甚至无苔,脉细数。

使用方法:水煎服,1日1剂。

7. 加味四逆汤

药物组成:制黄附片60g,干姜25g,肉桂10g,生甘草6g,葱白4茎。

适应证:发热而欲加衣被,形寒怯冷,四肢不温,口淡不渴,或渴喜热饮,少气懒言,头晕嗜卧,腰膝酸软,纳少便溏,面色无华,舌质淡胖,或有齿痕,舌苔白润,或舌青满口津液,脉沉细无力。

使用方法:将制黄附片加入生姜50g,先煎1小时,再放入其他药物煎1小时,取汁作2次服用。

8. 加味麻杏石甘汤

药物组成:柴胡15g,酒黄芩10g,姜半夏10g,小松贝母10g,橘络10g,僵蚕10g,炙麻黄10g,生石膏30g(先煎),炒杏仁10g,焦三仙各15g,鸡内金15g,炙冬花15g,炙紫菀15g,炙百部15g。

适应证:上气咳逆阵作,咳时面赤,咽干口苦,自感痰滞咽喉而咳之难出,量少质黏,或如絮条,胸胁胀满,咳时引痛,舌红或舌边红,苔薄黄少津,脉弦数。以上症状可随情绪波动而增减。

使用方法:水煎服,1日1剂。若咽燥口干,咳嗽日久不减者,为火郁伤津,可加乌梅6g,木蝴蝶10g,蝉蜕10g,玄参10g;夹杂水饮表现时,可加干姜10g,辽细辛3g,北五味子10g。

【注】本方有清肝泻肺,化痰止咳之效。柴胡、酒黄芩清肝泻火;麻杏石甘汤

清肺平喘;炙紫菀、炙冬花、小松贝母、僵蚕、炙百部化痰通络;焦三仙、鸡内金健脾和胃,以杜绝生痰之源。

9. 加味增液汤

药物组成:玄参 20g,麦冬 15g,生地黄 15g,白芍 12g,玉竹 15g,石斛 12g,麻仁 15g,柏子仁 12g,瓜蒌仁 15g。

适应证:阴虚便秘。

使用方法:水煎服,1 日 1 剂。

【注】素体阴虚,津亏血少,或病后产后,阴血虚少;或失血夺汗,伤津亡血;或年老体弱,阴血虚亏;或久用辛香燥热,损耗阴血,血虚则大肠不荣,阴亏则大肠干涩,致大便干结,便下困难而成虚秘。玄参、生地黄、麦冬增液润燥;麻子仁、柏子仁、瓜蒌仁,三仁质润多脂,润肠通便;玉竹、石斛补虚养阴,清中有补,补中有清。全方多偏补,单用无泻下作用,意在增水行舟。若阴亏燥结,热盛津伤者,可用增液承气汤:玄参 15g,麦冬 12g,生地黄 12g,大黄 6g,芒硝 5g。

10. 加味越鞠丸

药物组成:香附 12g,川芎 9g,苍术 10g,神曲 12g,栀子 10g,柴胡 9g,郁金 10g,枳壳 10g。

适应证:肝郁气滞痞满。

使用方法:水煎服,1 日 1 剂。

【注】本方具有疏肝解郁,理气消痞之功效。方中香附行气解郁为君;川芎活血化瘀,栀子清热泻火,苍术燥湿运脾,神曲消食导滞,柴胡、郁金、枳壳疏肝、解郁、行气,共为臣佐。诸法并举,重在调畅气机。若口苦咽干者,为气郁化火,可加黄连 6g,吴茱萸 1g,龙胆草 3g,黄芩 9g。

11. 强力补肾汤

药物组成:黄芪 45g,高丽参 15g(先煎 10 分钟),熟附子 30~45g(加生姜 30~45g 和大黑豆 30g,先煎 30~45 分钟,再放入其他药物共煎 2 次,每次煎 30 分钟),砂仁 6g(后入),白豆蔻 6g(后入),干姜 30g,生龙骨、生牡蛎各 30g(先煎),紫石英 30g(先煎),灵磁石 30g(先煎),桂枝 15g,胡芦巴 15g,炒续断 15g,炒杜仲 15g,淫羊藿 15g,巴戟天 15g,川牛膝 15g,熟地黄 30g,山萸肉 20g,炙甘草 10g。

适应证:腰痛,以酸软为主,喜按喜揉,腿膝无力,遇劳更甚,卧时减轻,反复发作,少腹拘急,面色㿠白,手足不温,少气乏力,舌淡,脉沉细。

使用方法:每天早晚饭前各服用1次。

注意事项:避风寒,避食生冷食物。

【注】本方具有温补肾阳之功效。黄芪、高丽参补气;生姜、附子、桂枝、续断、杜仲、胡芦巴、淫羊藿、巴戟天等温肾阳;砂仁、白豆蔻疏通中焦;紫石英、生龙骨、生牡蛎、磁石等重镇之品引药下行入肾。善补阳者,阴中求阳,故而在一派温阳药物中加入熟地黄和山萸肉。本方组方严谨,用之临床,疗效显著。

12. 加味天麻钩藤饮

药物组成:天麻15g,钩藤15g(后入),制半夏10g,茯苓30g,泽泻15g,姜竹茹10g,夏枯草10g,酒大黄10g(后入),酒黄芩10g,炒枳实10g,全瓜蒌30g,芒硝6g(化入),炒枳壳15g,煅磁石15g(袋装先煎),珍珠母30g(袋装先煎),醋香附10g,全蝎粉3g(装0.5g胶囊,分2次冲服)。

适应证:主治眩晕肝阳上亢型,适合痰湿体质者。症见眩晕耳鸣,头痛头胀,恼怒与劳累加重,指麻或震颤,腰膝酸软,失眠多梦,苔白腻,脉弦数。

使用方法:水煎服,1日1剂。

【注】本方功在清少阳,镇厥阴,泻阳明,兼顾痰湿。若眩晕、头痛较重,耳鸣、耳聋暴作,眼红口苦者,舌质红,苔黄燥,脉弦数,此乃肝火亢盛,上方去茯苓,加龙胆草6g,牡丹皮10g,菊花12g,以清肝泻火;便秘者,加大黄9g,芒硝6g,以通腑泄热;眩晕重,恶心呕吐,手足麻木或震颤者,此为有阳动化风之势,可加生龙骨30g,生牡蛎30g,羚羊粉3g,以镇肝息风。

13. 人胆石粉

药物组成:人胆结石,朱砂。

适应证:癫痫。

使用方法:视人胆结石大小,如小枣者分作6次,配合朱砂3g;如桑椹子者分作3次,配合朱砂1.5g。研粉,每晚服1次。

第四节 外科验方

栀子面

药物组成:栀子9~30g,发面一块,烧酒适量。

适应证:扭挫伤。

使用方法:栀子、发面,加烧酒适量调匀,制成饼状,敷于扭伤肿胀处,外以绷带包裹。24小时后取下,一般已肿消痛止。如仍有肿胀,可将药饼取下,再以烧酒调匀后敷1~2天即愈。

【注】栀子面消肿止痛。曾在农村巡回医疗中治疗踝关节扭伤11例,腕关节扭伤6例,很快治愈,反映很好。

第五章　诊余漫话

第一节　儒是基础医是楼

儒，有广义、狭义之分。

广义的儒，《韵会》说是"学者之称"，旧时泛指读书的人。《扬子法言》中说："通天地人，日儒。"扬子所说的儒，不是所有读书的人，是指学问较深的读书人——能上通天文，下明地理，中晓人事的人，方能称儒。《礼记·儒行》篇，以鲁哀公问孔子答的形式，孔子对儒者的言行做了全面系统的叙述。春秋时期，儒者，是被王侯嘲讽的一个群体。

狭义的儒，又称儒家，是中国古代九流中的一个学派。《汉书》对儒家作了权威性诠解："儒家者流……游文于六经之中，留意于仁义之际，祖述尧舜，宪章文武，宗师仲尼，以重其言，于道最为高。"自汉代迄今，凡崇尚六经孔孟之说，皆称为儒家。这个学派，以孔丘和孟轲为代表人物，提倡仁义，他们的全部理论，包含在六经之中。六经，是指《诗》《书》《易》《春秋》《礼》《乐》六种书。六经中，以《易》和《书》是中医学的理论基础。

一、从黄帝其人看中医学与儒学的关系

《黄帝内经》是中医学的四大经典之首，是中医理论的圭臬，是从事中医工作者的必修之书。该书托名黄帝，其实并非黄帝所作，是作者为了提高书的知名度和权威性，这是汉代学者的一种习俗。炎黄子孙的老祖宗黄帝是怎样的一个人呢？

《素问·上古天真论》记载："昔在黄帝，生而神灵，弱而能言，幼而徇齐，长而敦敏，成而登天。"这是《素问》一书对黄帝其人的描述。

黄帝在儒家的笔下是怎样描绘的呢？《孔子家语·五帝德》载："黄帝者，少暤之子，日轩辕。生而神灵，弱而能言，幼齐睿庄，敦敏诚信。长聪明……"

在儒家的另一部典章《大戴礼记·五帝德》中称："宰我问于孔子日：'昔者予闻诸荣伊，言黄帝三百年。请问黄帝者，人耶？抑非人耶？何以至于三百年乎？'……孔子日：'黄帝，少典之子也，日轩辕。生而神灵，弱而能言，幼而慧齐，长而敦敏，成而聪明。'"

以上三节经文，内容相同，而文字略异。《大戴礼记》与《素问》的记载，皆五

句话,其中前四句相同,唯后一句则大异。《大戴礼记》称"成而聪明",《素问》则曰"成而登天"。可见黄帝其人在儒家笔下人格化,而中医学则是神化。此非发展,而是误导。

《黄帝内经》这部书,大多数学者认为成书于战国至秦汉之际。《素问》中关于黄帝的描述,盖摘句于儒家之书,取孔子之言。《黄帝内经》中的很多内容是从儒家书中移植的。只读中医书认为通天大道是中医的一家独创,再读儒家之书则知中医学源于儒家之学。

二、《易经》是阴阳学说之大成

儒家六经之中,有以《易》《书》《诗》《礼》《乐》《春秋》为序的,亦有以《诗》《书》《易》《礼》《春秋》《乐》为序的,可见《易》在儒家六经中的地位。孔子是重名分的。《易》这部书,《庄子》对它做了高度的概括:"易以道阴阳"。《周易参同契》称"日月为易"。易字是日(上)月(下)二字组成。推类结字,其理可征。日为太阳,月为太阴。《易》是中国的古老哲学,它的哲理十分深奥,它像矗立在浩瀚的太平洋中的一座古老灯塔,虽经数千年的风雨洗礼,但它至今依然放射着光芒,为科学界引路导航。

阴阳学说是中医学的理论核心,它贯穿中医的生理、病理、药理、辨证、诊断、治疗、组方、遣药等方方面面。《素问·阴阳应象大论》曰:"阴阳者,天地之道也,万物之纲纪,变化之父母,生杀之本始,神明之府也。……天地者,万物之上下也;阴阳者,血气之男女也;左右者,阴阳之道路也;水火者,阴阳之征兆也;阴阳者,万物之能始也。"

在生理方面有"上为阳,下为阴;外为阳,内为阴:六腑为阳,五脏为阴;气为阳,血为阴"等。

在病理方面有"阴胜则阳病,阳胜则阴病;阳胜则热,阴胜则寒"等。

在诊断方面有"善诊者,察色按脉,先别阴阳。"

在治疗方面有"审其阴阳,以别柔刚。阳病治阴,阴病治阳"等。

在用药方面有"辛甘发散为阳,酸苦涌泄为阴""气为阳,味为阴"等。

唐代药王孙思邈说:"不知易,不足以言太医。"明代张景岳说:"易之为书,一言一字,皆藏医学之指南;一象一爻,皆寓尊生之心鉴。"又说:"天地之道,以阴阳二气而造化万物;人生之理,以阴阳二气而长养百骸。易者,易也,具阴阳动静之妙;医者,意也,合阴阳消长之机。虽阴阳已备于《黄帝内经》,而变化莫大乎《周易》。故曰天人一理者,一此阴阳也;医易同源者,同此变化也。岂非医易相通,理无二致,可以医而不知易乎？"张景岳称"医易同源",今人多称医源于《易》。

三、《尚书·洪范》是五行学说之滥觞

《尚书》是儒家六经之一,记载着夏、商、周(春秋之前)三代部分重要典章,该书洪范篇中系统地论述了五行的内容。司马迁在《史记·宋微子世家》中载:周武王打败了商纣王,建立了周朝。建国不久,武王亲自登门拜访过纣王的弟弟贤人箕子,请他出来坐官,佐武王治理天下,箕子谢绝了。武王向他咨询了治国安邦之道,箕子给武王讲述了夏初禹王治国用的"洪范九等"。五行是九等之首。其文曰:"初一曰五行。""五行:一曰水,二曰火,三曰木,四曰金,五曰土。水曰润下,火曰炎上,木曰曲直,金曰从革,土曰稼穑。润下作咸,炎上作苦,曲直作酸,从革作辛,稼穑作甘。"这时的五行仅有三个方面的意义:一是排列了位次,二是阐明性能,三是标明气味。这是五行的初期面貌。此时的五行序列既非相生序,亦非相克序,尚不具备辨证的哲理。

春秋时期孔子对五行说又进行了进一步的发展。《孔子家语·五帝》载:"季康子问于孔子曰:'旧闻五帝之名,而不知其实,请问何谓五帝？'孔子曰:'昔丘也闻诸老聃曰,天有五行,木火金水土,分时化育,以成万物,其神谓之五帝。古之王者,易代而改号,取法五行,五行更王,终始相生,亦象其义。故其为明王者,而死配五行。是以太皞配木,炎帝配火,黄帝配土,少皞配金,颛顼配水。'季康子曰:'太皞氏其始之木何如？'孔子曰:'五行用事,先起于木。木东方,万物之初皆出焉。是故王者则之,而首以木德王天下,其次以所生之行转相承也。'"这是孔子对五行作了两个方面的发展:一是标明了五行的相克序列,即水火金木土;二是标明相生序,即"太皞配木,炎帝配火,黄帝配土……"。木火水金土,有了相生、相克,五行才有辩证法的哲学性能。

孔子对五行学说的发展,他广泛地与各种事物进行联系。郭沫若根据《礼记·月令》和《吕氏春秋·十二纪》等书的记载绘制了下表,很有代表性。略加删节,书列于下。

五行与各种事物的联系见表5-1。

表 5-1 五行与各种事物的联系

	日	帝	虫	音	数	味	臭	祭先	性	事	色	谷	牲	德
春	甲乙	太皞	鳞	角	八	酸	膻	肝	仁	视	青	麻	犬	木
夏	丙丁	炎帝	羽	徵	七	苦	焦	心	礼	言	赤	麦	羊	火
中	戊己	黄帝	保	宫	十	甘	香	脾	信	思	黄	稷	牛	土
秋	庚辛	少皞	毛	商	九	辛	腥	肺	义	貌	白	黍	鸡	金
冬	壬癸	颛顼	介	羽	六	咸	朽	肾	智	听	黑	菽	豕	水

　　五行是中医学说的理论基础之一,它与阴阳学说相辅相成,共同组成中医学的理论核心。五行广泛地应用于中医学的各个领域,如《素问·阴阳应象大论》曰:"东方生风,风生木,木生酸,酸生肝,肝生筋,筋生心,肝主目。其在天为玄,在人为道,在地为化。化生五味,道生智,玄生神。神在天为风,在地为木,在体为筋,在脏为肝,在色为苍,在音为角,在声为呼,在变动为握,在窍为目,在味为酸,在志为怒。怒伤肝,悲胜怒,风伤筋,燥胜风,酸伤筋,辛胜酸。"《素问·金匮真言论》又曰:"东方青色,入通于肝,开窍于目,藏精于肝,其病发惊骇。其味酸,其类草木,其畜鸡,其谷麦,其应四时,上为岁星,是以春气在头也。其音角,其数八,是以知病在筋也,其臭臊。"

　　这种以五行为中心与自然和人体的广泛联系,秦伯未在他著的《内经知要浅解》中制表如下。

　　五行与人体、自然的联系见表 5-2。

表 5-2 五行与人体、自然的联系

方位	季节	气候	星宿	品类	动物	植物	臭	味	色	音	数	脏	窍	体	志	声	病所	病态
东	春	风	岁	木	鸡	麦	臊	酸	青	角	八	肝	目	筋	怒	呼	颈项	握
南	夏	热	荧惑	火	羊	黍	焦	苦	赤	徵	七	心	舌	脉	喜	笑	胸胁	忧
中央	长夏	湿	镇	土	牛	稷	香	甘	黄	宫	五	脾	口	肉	思	歌	脊	哕
西	秋	燥	太白	金	马	谷	腥	辛	白	商	九	肺	鼻	皮毛	忧	哭	肩背	咳
北	冬	寒	辰	水	豕	豆	腐	咸	黑	羽	六	肾	二阴	骨	恐	呻	腰股	溧

关于五行在中医学说中的重要性,《素问·天元纪大论》强调指出:"夫五行阴阳者,天地之道也,万物之纲纪,变化之父母,生杀之本始,神明之府也,可不通乎?"

四、中医学的生理观盖取法于孔子

关于男女两性的生长发育过程,《素问·上古天真论》以黄帝与岐伯问答的形式作阐述。其文曰:"帝曰:人年老而无子者,材力尽耶?将天数然也?岐伯曰:女子七岁,肾气盛,齿更发长。二七,而天癸至,任脉通,太冲脉盛,月事以时下,故有子。三七,肾气平均,故真牙生而齿极。四七,筋骨坚,发长极,身体盛壮。五七,阳明脉衰,面始焦,发始堕。六七,三阳脉衰于上,面皆焦,发始白。七七,任脉虚,太冲脉衰少,天癸竭,地道不通,故形坏而无子也。丈夫八岁,肾气实,发长齿更。二八,肾气盛,天癸至,精气溢泻,阴阳和,故能有子……"

此生长发育过程孔子也曾作过简明扼要的叙述。如《孔子家语·本命解》载:"……十有六而精通,然后能化。阴穷反阳,故阴以阳变;阳穷反阴,故阳以阴化。是以男子八月生齿,八岁而龀。女子七月生齿,七岁而龀,十有四而化。一阴一阳,奇偶相配,然后道合化成,性命之端,形于此也。……男子十六通精,女子十四而化,则可以生人矣。"

古之所谓圣人者,上通天文,下明地理,中知人事,孔子当之无愧。

五、孔子养生观与中医养生观雷同

养生,是用养育术以达延年益寿。人体有强弱,寿命有长短,事在人为。《孔子家语·五仪解》载:"哀公问于孔子曰:'智者寿乎?仁者寿乎?'孔子对曰:'然,人有三死,而非其命也,行己自取也。夫寝处不时,饮食不节,劳逸过度者,疾共杀之……死非命也,人自取之。若夫智士仁人,将身有节,动静以义,喜怒以时,无害其性,虽得寿焉,不亦可乎?'"本文尚见于《韩诗外传》《说苑·杂言》《文子·符言》诸书。孔子提出了"凡起居没有常度,饮食没有节制,过劳或过逸,都是致病杀身之机",同时又说,"处身有节制,动静有适度,喜怒适中,才能无害本性,得到天年"。

人是自然界的一员,孔子又提出了顺应自然的养生法,《礼记·运礼》载:"故圣人作则,必以天地为本,以阴阳为端,以四时为柄,以日星为纪,月以为量。"智者顺其自然,愚者反其道而行,各行其道,寿夭是征。

人生苦短,事有万千,但细推之,不外乎工作、饮食、休息(睡眠)三事而已。

于三事中,守常执度,勿太过,毋不及,是得养生之道。养生,是中医学的重要组成部分,其内容十分浩瀚。

《素问》全书共八十一篇,"上古天真论"列十一篇之首,该篇内容,以养生为主,可见《素问》的作者把养生放在中医学的首要地位,旨在防重于治。该篇的养生,内容虽洋洋大观,但以孔子"五仪解"提出的三点列诸条之首。其文曰:"昔在黄帝,生而神灵,弱而能言,幼而徇齐,长而敦敏,成而登天。乃问于天师曰:余闻上古之人,春秋皆度百岁,而动作不衰;今时之人,年半百而动作皆衰者,时世异邪?人将失之邪?岐伯对曰:上古之人,其知道者,法于阴阳,和于术数,食饮有节,起居有常,不妄作劳,故能形与神俱,而尽终其天年,度百岁乃去。"本文可见,上古时人度百岁之养生经为5条:①法于阴阳;②和于术数;③食饮有节;④起居有常;⑤不妄作劳。5条中,前2条可概括为顺乎自然,不违背自然规律,后3条才是日常生活中应注意节制的事。这是取孔子"疾共杀之"3条,正其义而用之。

智者寿乎?仁者寿乎?智者不惑之士,仁者爱人。孔子曰:皆寿。孔子又说:"仁者寿。"《论语·雍也》云:"子曰:知者乐水,仁者乐山。知者动,仁者静。知者乐,仁者寿。"知者,水、动、乐;仁者,山、静、寿。虽寥寥数语,细玩之,理在其中矣。仁者爱人,岂有爱人而不爱己乎?

健康,长寿,是福,人皆求之;疾病,早逝,是祸,人皆远之。祸福何来?孔子曰:"祸福无门,人自招之。"

第二节　从临床治疗失败的病例中看立方遣药的重要性

立方遣药是辨证施治全过程中极其重要的内容,立方遣药的正确与否是医生处理患者成败的关键。这些年来,在临床实践中,张奇文注意从自治或他治失败的病例中,分析其无效的原因,实事求是地从反面总结经验教训,不断克服立方遣药中的盲目性,借以提高辨证施治的水平,现举数例如下。

一、理不明,法错立,方不对证

案例:某男,1975年10月5日因唇舌起口疮两年余,久治不愈就诊。患者两年来舌下及舌两畔起口疮,有时波及两颊部散发,时起时愈,此起彼愈,大者如豆,小者如粟,溃烂凹陷,周围微红,虽疼痛但不碍饮食,多在连续夜间开会、劳累之时加重,问其起因不明,经中西药内服外用,最长曾间隔两月未发,但从未根治。除口疮外,睡眠欠佳,多梦易醒,性情易烦躁。检查除下唇及舌尖有数个散在的口疮外,其他未发现异常,脉浮而微数,舌苔白薄。

诊治经过:初诊从"舌为心之苗",心火盛则口舌起疮辨证,认为睡眠不好为火扰神明所致,据证处方,拟清泄心火之剂,选用导赤散加味:生地黄 24g,川木通 6g,赤芍 9g,黄连 6g,黄芩 9g,竹叶 6g,莲子心 6g,甘草 6g。上方共服 6 剂,口疮虽未消失,但看来较前似小,嘱其原方继服 3 剂,服后口疮得到控制。后因出差去南方,月余始归。自诉病情如初,口疮不减,反增肌肤烦热,再来求治。忽忆钱仲阳《小儿药证直诀》泻黄散,主治脾胃伏火,热在肌内,口燥唇干,口疮口臭,烦热易饥,及脾热弄舌等证,虽为小儿而设,但与此证情颇似,不妨一试,故拟原方加竹叶:生石膏 15g,栀子仁 9g,藿香 12g,防风 15g,生甘草 15g,竹叶6g。配 3 帖,早晚食后服,服完 3 剂后,药后微汗出,烦热解,口疮也消其大半,嘱继服 3 剂,诸症若失,告愈。至今两年未发。

按:泻黄散亦名泻脾散,为钱仲阳本《黄帝内经》"火郁发之"而立方,名为泻脾,当知属脾热实证,该用苦寒泻火,然钱仲阳制方,则重用防风、蓝香、甘草辛甘发散之品,仅用一味栀子,作为降泄之助,配辛甘寒之石膏,原方其药量均少于防风、甘草之数倍,寓清降于发越之中,取其"火郁发之"之义,名曰泻脾,实则以发散为主。而口疮一证,有因实火,有因虚火,有因郁热,其病理并非一致。临床上成人多见虚火口疮,治宜益阳增液,补土伏火,常用三才封髓丹加减有效;小儿多见实火口疮且每多与食积兼夹,常用导赤散加苦寒清降,佐以消导助运而收功。唯独属郁热口疮,以往多忽视之,辨证总是从"舌为心之苗"着眼,轻车熟路,思路不开,而导致理错、方错、药错,然辨证根本之错,其关键还在于理错。本例患者辨证之误,在于只知舌为心苗,未思脾开窍于口,及唇为脾之外候,习惯应用套方。在儿科临床多年,治口疮多用导赤散、锡类散、赛金化毒散之类,泻黄散虽为儿科名医钱仲阳所创,常畏用防风三两,因不明其制方之义,说能治脾热口疮,早已成见在胸而弃之。类似此类误诊误治,翻阅所诊之病历,总结其经验教训,有以下 4 点体会:

(1)西医学习中医,贵在掌握辨证施治,然辨证施治需结合临床实践,虚心向老前辈学习,把勤求古训和博采众方结合起来,既要重视组方的原则性,又要掌握使用的灵活性,做到师古而不泥古,才能思路开阔,应付自如,左右逢源。

(2) 在辨证施治时,如果处于疑似之间,应避免成竹在胸、轻车熟路,习惯地应用顺手方子,应该是医生的方药服从患者病情的需要,而不是要患者的病情服从医生方药的需要。

(3) 理法方药4个环节应环环紧扣,且要融合在立方遣药的过程中。除正确运用四诊八纲外,还要掌握熟练方药知识,做到理明、法合、方对、药当,理法方药,丝丝入扣才能提高疗效。除此以外,还须注意炮制煎煮、药物质量,否则所谓总结经验就无从谈起。当前医不管药、药不管医、医药分家的状况,很不利于总结经验,在评定疗效时,应该实事求是地考虑到这些因素。

(4) 疾病因正邪消长而经常处在变化之中,立方遣药也应随病情的变化而有所加减。初次辨证有误,需在二诊、三诊时更易其方,本着变换有理、加减有则,真实地书写病历,以利于从中吸取经验教训。否则方变药变,病情记录不变,方药与理法不符,理法与方药相违,即使将病治愈,也难以总结其规律。

二、只见病,不辨证,据病用药

辨病与辨证相结合是当前开展中西医结合的一条途径,运用西医的辨病,借助现代医学的检查揭示疾病的本质,克服辨证中的盲目性;运用中医学的辨证将病因、病位、病机和机体反应进行综合性的整体分析,做到因人、因时、因地制宜,克服治疗上的片面性,两者有机结合、相辅相成,体现着新医学的方向。随着西学中的广泛开展,辨病与辨证相结合,正在临床各科中逐渐渗透,不少单位在总结疗效的基础上,为探讨同病异治和异病同治的物质基础,从多个方面开展了实验研究,使辨病与辨证相结合向更高的形式发展,由互相渗透逐步达到融会贯通,这是可喜的。但是也应该看到,抛开中医的辨证施治,以西医的观点用中药,只见病,不辨证,据病用药的倾向,却司空见惯,且有与日俱增之势,翻阅所诊治疗失败之病历,约占1/3,今举例谈几点认识。

案例:某女,1978年4月29日因胸闷、气短诊断为冠心病而求诊。患者4年来胸闷、气短、头晕,痰多,体重187斤,血压经常波动在160~180/90~110mmHg,心电图提示冠状动脉供血不足。在当地先后服用冠心1号方120余剂,肌注复方丹参注射液400余支,并配合服用肌醇烟酸酯片及冠心舒通胶囊等药,后因月经越来越少,遵医嘱服大黄䗪虫丸30多丸,病情不见好转而来求诊。患者面目虚浮,体白胖,肤色发亮,动则心慌气短,胸闷不舒,白带量多,下肢轻度浮肿,舌质淡,边有齿印,脉沉细,两关微滑。心电图示 V_3、V_5ST 段下移,T波倒置,胆固醇 224mg/dL。

诊治经过:根据患者表现,辨证属痰湿郁阻,胸阳不振,因未有瘀血见证,故拟温胆汤合瓜蒌薤白桂枝汤:法半夏 9g,橘红 6g,茯苓 12g,竹茹 9g,桂枝 9g,枳壳 9g,郁金 9g,石菖蒲 6g,瓜蒌 30g,薤白 9g,杏仁 9g,甘草 6g。先后守方服用 21 剂,诸症好转,心电图转为正常,血压 150/80mmHg,胆固醇降至 134mg/dL,后上班工作。

几点体会:

(1)中医学的辨证和西医学的辨病,不能等量齐观,更不能取而代之。疾病的发生发展受多方面因素的影响,同一种病由于患者的体质不同而表现出个体的差异,应本着"有是证,用是药"的原则进行辨证施治。否则,就是重蹈"废医存药"的老路。

(2)由于疾病的阶段性和个体的差异,有的疾病确实适用于活血化瘀治疗,但是如果不顾临床表现,把活血化瘀当作解决疾病主要矛盾的大法,把所有的冠心病的治疗都括之以活血化瘀,不见丹参、川芎、赤芍、红花等就是不尊重科学,这是不妥当的。再是根据现代医学的观点,在活血化瘀的基本方上有所加减,如小儿肺炎活血化瘀加清热解毒,急性肾炎活血化瘀加解毒清热,那么就会使得中医学辨证施治的路子越走越窄,也就无所谓因人、因时、因地制宜了。这是当前在中西医结合道路上应值得引起注意的一个倾向。

(3)用实验室的手段对中草药进行药理实验,证实了有些中草药确有抑菌、抗病毒和降压等作用。但是由于受各种因素的影响,以及中草药本身结构的复杂,体外试验并不完全符合临床应用的情况,有时甚至适得其反。因此,张奇文认为,对中草药进行细致的药理、药化实验研究完全是必要的,但在立方遣药用于患者时,不能单纯依靠实验室所得,而应当从整体出发,以辨证施治为前提,按照理法方药进行组方。否则,名之曰针对病因治疗,实际上恰恰忽视了整体,失去了中医组方的原则,效果不会满意。

(4)中医的脏腑、腑象与现代解剖学上的脏器,在概念上并不完全一致,因此脏腑辨证,决不能用"脏器辨证"取代,肾炎并非全是肾虚,肝炎也并非全是肝热,那种对号入座的做法是十分有害的。只有从整体观念出发,进行辨证施治,才是提高疗效的关键。

三、开大方，用重量，量人用药

近代已故名医蒲辅周先生在谈方药应用时提到："用药如用兵，是不得已而为之。药物本为补偏救弊之用，故当中病辄止。错用、乱用、无病用药均为扰乱，对人反为不利。目前，在某些患者，甚至个别医生中，还存在一种看法，以为'药味多，用量大，花钱多，疗效作用就强'，这是一种偏见。实际上临床疗效并不与药味多寡、用量大小、花钱多少成正比例。"蒲老的这段话确属经验之谈，也是对当前立方遣药错误倾向的棒喝。

中医对处方用药多少、用量轻重，虽历来有不同的经验和看法，然就立方遣药的原则来说，历代医家都十分强调药物相互之间的配伍关系及其用量多少对方药疗效的影响，有很多"名言""规范"可供借鉴；有一定原则、规律可以遵循，绝不可随心所欲，信手拈来。诸如"七方""十剂""君臣佐使"等都是古人通过长期临床实践总结出来的成熟经验，均被历代医家所证实。临床上经常见到类似"看客下菜"的方子，此举例说明。

案例：某男，1977 年 4 月 7 日因左前胸闷痛连及左臂疼痛 7 天，诊断为冠心病而求诊。患者心电图大致正常，因症状"典型"，见前医用药皆按"冠心病"处理，中药用生脉散合瓜蒌薤白半夏汤，服数剂无效，且臂痛有增无减。观其舌苔黄腻而厚，自述口苦、便干、溺黄，左耳"嗡嗡"直叫，牵及半侧头痛，脉弦而有力。

诊治经过：因自述左臂皮痛如火灼，嘱其脱袖视之，见有散在红色丘疹沿正中神经分布，结合临床表现，诊断为带状疱疹，拟清利肝经湿热之剂，用龙胆泻肝汤略有加减，共服 3 剂，痛止疹消，诸症消失。

张奇文从以上 3 方面探讨了立方遣药应本着辨证施治的精神，并说明其重要性，试图从反面总结经验教训，借以提高辨证施治的水平。

第三节　经方在儿科临床中的应用

在第 28 次全国中医儿科学术大会暨 2011 年名老中医治疗（儿科）疑难病临床经验高级专修班上，张奇文针对经方在儿科临床中的应用，提出了以下观点。

（一）中医儿科研究应当立足于中医

中医儿科源远流长,大方脉与小方脉应该说是同步发展的。中医儿科学从其萌芽、产生以至成熟独立,是在漫长的不断实践积累、认识深化中而逐步成为一门完整的独立学科的。据不完全统计,仅中医儿科专著(现存者)至今已有六百余种,况且许多是来自民间,实践于民间。儿科医生在长期的医疗实践中,积累了丰富的防病治病的经验,对这些宝贵的儿科财富,一直缺乏系统地整理和研究。任何一门学科,总是在与其相关学科相互联系且发展的同时,形成自己固有的内在规律,只有充分地认识和把握这一规律,才能更好地认识和研究这门学科,使之更有利于自身的发展与完善。因此,张奇文认为,中医儿科专家应专题讨论研究中西医结合的切入点。

（二）从中医角度探讨小儿生理病理

对小儿生理病理特点的描述,起于《黄帝内经》。《灵枢·逆顺肥瘦》中提到小儿生理特点是"肉脆、血少、气弱"。中国第一部儿科专著《颅囟经》提出:"凡孩子三岁以下,呼为纯阳,元气未充。"至宋代陈文中撰《小儿病源方论》,其倡导小儿元阳微弱,护养小儿饮食上吃热、吃软、吃少则不病;吃冷、吃硬、吃多则易病。在"养子真诀"中提出"要背暖""要肚暖""要足暖",用药偏于温补,对元阳不足,脾土虚寒者,常用八味丸、四君子、五味异功、六君子、补中益气等,被认为是"儿科温阳学派的奠基人"。而年龄比陈文中早百年的钱仲阳,著有《小儿药证直诀》,载方 120 余首,喜用仲景《伤寒论》的麻黄汤、桂枝汤、麻杏石甘汤治脾胃虚,自创七味白术散、益黄散、温中丸、橘连丸,因为他在崔氏八味丸的基础上减去桂、附,创六味地黄丸,而说陈以热,钱以凉,认为儿科温凉两派始于宋,在这一点上,张奇文不同意明代刘风在《幼幼新书》序中"两大学派水火不容"这句话的评价。何况钱在前,陈在后,相隔百年。

钱仲阳所主张的扶正、祛邪、扶阳、益阴,擅用苦寒攻克,扶元惟重滋肾益阴,仍然是《黄帝内经》"调和阴阳,以平为期"的宗旨。陈文中反对治小儿病妄施牛黄、轻粉、朱砂、黄连等寒凉伤阳之品,就被称为扶阳学派,钱仲阳祛邪擅用苦寒攻克,扶元滋肾益阴,就认为他是寒凉派,这种后人的偏见,张奇文看是不公允的。

对小儿生理病理特点的归纳,也非早见于陈文中,应该说仍是钱仲阳进行了归纳,即小儿"脏腑柔弱,易虚易实,易寒易热"。至清代吴鞠通《温病条辨·解儿难》在"俗传儿科为纯阳辨"中鲜明地指出:"古称小儿纯阳,此丹灶家言,谓其未曾破身耳,非盛阳之谓。小儿稚阳未充,稚阴未长者也。男子生于七,成于八;故八月生乳牙,少有知识;八岁换食牙,渐开智能;十六而精通,可以有子;三八二十四岁真牙生(俗称尽根牙)而精足,筋骨坚强,可以任事,盖阴气长而阳未充矣。女子生于八,成于七;故七月生乳牙,知提携;七岁换食牙,知识开,不令与男子同席;二七十四而天癸至;三七二十一岁而真牙生,阴始足,阴足而阳充也,命之嫁。小儿盛阳者哉! 俗谓女子知识恒早于男子者,阳进阴退故也。"故《黄帝内经》有"七损八益"之说,历来《黄帝内经》诸家的解释不一,争论不休。北京中医药大学王洪图教授认为自从马王堆汉墓帛书出土之后,相对有个比较一致的意见。从马王堆出土文字上看到,这个七损八益是指"房中术",就是所谓的性保健。它说性生活当中有七种情况对身体是有害的,有八种情况对身体是有益的。看来"房中术"在古代也是一个重要的养生方法。调摄阴阳的方法很多,但性生活的调节对人体健康的影响也是很大的,所以要懂得调节,趋利避害,是调节人体阴阳很重要的方面。所以说"能知七损八益,则二者可调"。不知道七损八益这个道理,而损伤了身体,就出现早衰。

当张奇文翻开《温病条辨》,重新复习以上"俗传儿科为纯阳辨"这段文字的时候,看到清代的吴鞠通对小儿男女有七八之别,联想到了七损八益而翻阅王洪图教授解释的这段文字。《温病条辨》开卷入目的首篇乃"原病篇",对《素问》六元正纪大论、阴阳应象大论、金匮真言论、热病论、刺志论、生气通天论、论疾诊尺篇、评热病论、刺热篇、刺法论、玉版论要、平人气象论共 12 篇 19 条经旨论述。序一为宝应朱彬序,曰:"后汉张仲景著《伤寒论》,发明轩岐之奥旨,如日星河岳之丽天地。"吴瑭自序中"缘瑭 19 岁时,父病年余,至于不起,瑭愧恨难名,哀痛欲绝,以为父病不知医,尚复何颜立天地间,遂购方书,伏读于苦块之余,至张长沙'外逐荣势,内忘身命'之论,因慨然弃举子业专事方术"等语,说明著《温病条辨》的用意。由此可见温病派对伤寒派的敬仰之心,其立论根源皆出自《黄帝内经》论述之中,同时也说明医学派别之分,很难分开,皆有所本、所依,对经旨的理解,皆有所悟,方出现了认识上的差异,这是很自然的现象。可谓温病派与伤寒派同出一辙。在《温病条辨》"解儿难"题词中,吴瑭谓:"小儿无冻饿之患,有饱暖之灾。此发乎情,不能止乎义礼,止知以慈为慈,不知以不慈为慈,此儿之难于父母者也。天下之医,操生人之术,未有不欲天下之儿之生,未有不利天下之儿之生,天下之儿之难,未有不赖天下之医之有以生也。"吴鞠通对儿科之难了如指掌,所言甚是。

(三) 所谓经方,是指经典著作之方,是针对"时方"和"土单验方"而言的

经典著作应包括《黄帝内经》,而《黄帝内经》中的 13 方,《汉书·艺文志》中的 11 方,有人说也应列入经方,但在多数人看来,经方主要是指张仲景《伤寒论》中的 112 方,和《金匮要略》中的 262 方。也有人将《温病条辨》列为四大经典之一,载方 204 首中,引用经方 37 首,由经方化裁的变方 54 首,吴鞠通师经方立法而创的新方 16 首,共计 107 首,占书中方剂的半数以上。由此可见,后世之方剂、演变数量虽多,然追溯其源流,多是在经方的基础上发展而来。经方的特点,多数药味较少,君臣佐使,组织严谨,理法方药,义理精深。对药物的炮制煎煮服用方法,以及分量轻重,加减出入交代得比较周到,"有是证,用是方",用其方,必守其法,方随证变,理法方药,环环扣紧,丝丝入扣,方可称其谓经方。而时方是在经方的基础上发展而来的,体现着中医学术因时而变、与时俱进的精神,时方是经方的发展和补充,两者相辅相成,不可分割,在临床上不能把应用经方和应用时方对立起来,也就是李东垣所讲的"善用方者不执方"。而土单验方,是指在民间流传和已收入方书的一些家传经验方,多是师徒与父子口传心授、祖辈相传的效方,具备简、便、验、廉的特点,为医者应取众家之长,有机结合,灵活运用,方可称其为不拘一格的大医。

(四) 关于古今度量衡的变化

汉制以黍、累、铢、两、斤计量,即以十黍为累,十累为铢,积之为两为斤,四分为一两,十六两为一斤(即以株、分、两、斤计量)。汉晋之一斤,迄至梁、陈皆遵用之。隋·开皇以古秤(即汉、晋之秤)三斤为一斤,亦即唐代之大秤,至大业中又恢复汉、晋之古秤。宋代立两、钱、分、厘、毫之"权衡""权为秤锤,衡为秤杆",移动秤锤,据星定量。即十毫为厘,十厘为分,十分为钱,十钱为两,十六两为一斤,元、明、清皆沿用宋制。根据国务院指示,从 1979 年 1 月 1 日起,全国中医处方用药计量单位一律采用以"克"为单位的公制。兹附十六进制与公制计量单位的换算关系如下:

1 斤(16 两)=0.5 公斤(kg)=500g(g)

1 市两=31.25g(g)

1 市钱=3.125g(g)

1 市分=0.3125g(g)

1 市厘=0.03125g(g)

注:换算尾数可舍去。

近代名医、扶阳学派的领军人物,山西灵石县原中医院院长李可大师曾谓:"自明代医界'古之一两即今之3g'之说,数百年来已成律。用轻剂可四平八稳,但严重削弱了仲景方的思想。使用经方的用量仅为原药量的1/10,沿袭至今,剂量过轻,不堪重任。"他根据1981年考古发现汉代度量衡器"大司农铜权",进一步得到证实,古之一两,绝非今之3g。大剂量用四逆加人参汤救治垂死患者,取得了绝佳的效果,一剂药用制附子达500g之多,只是在煎煮方法及组方中加大佐药的用量,使很多垂危患者转危为安,被国医大师邓铁涛教授誉为当今"中医的脊梁"。张奇文受邓铁涛之委托,与之相处十天,目睹了李老治病的独到之处,对新版药典规定制附子用量一剂不得超过15g的规定,也深感中医流派发展之难。下面用"四逆汤"作一例证说明准确度量衡对临床疗效的关系。

李老的学生孔乐凯博士得出的结论,原方:炙甘草二两,干姜一两半,生附子一枚(破八片),按古今折算(取原方的1/2量为准)。方为:炙甘草30g,干姜23g,制附子60g(生附子一枚,大者20~30g,假定生附子之药效为制附子的四倍以上)。《方剂学》四逆汤的剂量:附子5~10g,生姜6~9g,炙甘草6g。以教科书的剂量,要救死生于顷刻,诚然难矣!

下面以桂枝汤及其类方为例进行阐述。

桂枝汤及其类方在儿科临床上的应用

【方源】《伤寒论·辨太阳病脉证并治上》:"太阳中风,阳浮而阴弱。阳浮者,热自发,阴弱者,汗自出。啬啬恶寒,淅淅恶风,翕翕发热,鼻鸣干呕者,桂枝汤主之。"桂枝三两(去皮),芍药三两,甘草二两(炙),生姜三两(切),大枣十二枚(擘)。上五味,咬咀三味,以水七升,微火煮取三升,去滓,适寒温,服一升。服已,须臾啜热稀粥一升余,以助药力。温覆令一时许,遍身漐漐,微似有汗者益佳,不可令如水流漓,病必不除。若一服汗出病差,停后服,不必尽剂。若不汗,更服依前法。又不汗,服后小促其间。半日许,令三服尽。若病重者,一日一夜服,周时观之。服一剂尽,病证犹在者,更作服。若汗不出,乃服至二三剂。禁生冷、黏滑、肉面、五辛、酒酪、臭恶等物。

桂枝汤,又名阳旦汤,是张仲景《伤寒论》的第一张方子,柯韵伯说桂枝汤为群方之冠。因桂枝为君而得名。桂枝汤滋阴助阳,调和营卫,调和气血,调和脾胃,调和阴阳,治疗范围相当广泛。桂枝辛温,辛能发散,温通卫阳;芍药酸寒,酸能收敛,寒走阴营。桂枝配芍药是于发汗中寓敛汗之旨,芍药伍桂枝是于和营中有调卫之功。生姜之辛,佐桂枝以解表,大枣之甘,佐芍药以和中。甘草甘平,有安内攘外之能,用以调和中气,即调和表里,且能调和诸药。以桂芍之相须,姜枣之相得,借甘草之调和,阳表阴里,气卫血营,并行而不悖,是刚柔相济,以和谐著称之方。仲景将其列为第一方,书名《伤寒杂病论》,就是因为该方既能治伤寒,又能治杂病,兼而有之,正符合《黄帝内经》"阴平阳秘,精神乃治"之宗旨。

桂枝:辛温,温通卫阳,解肌,祛在表治风邪。

芍药:酸苦微寒,益阴和里,固在内之营阴。

生姜:味辛,佐桂枝解表。

大枣:味甘,佐芍药和里。

甘草:甘平,和中,和大枣调养胃气,为发汗之资。滋阴和阳,调和营卫,解肌发表。

阳浮而阴弱:指脉象,轻按即得为阳浮,重按见弱为阴弱。还有人认为,寸部脉浮为阳,尺部脉弱为阴。二指病机,卫气浮盛为阳浮,营阴不足为阴弱。

啬啬恶寒:畏缩怕冷之状。啬啬,形容悭吝畏怯之状。

淅淅恶风:形容恶风之状,如凉风冷雨侵身。淅淅,细雨洒落之状。

翕翕发热:形容发热热势轻浅的样子。翕翕,热势轻浅之状。

㕮咀:指用口将药物咬碎成小块。

须臾:很短的时间。

啜:喝,指趁热快喝,以助发汗。

温覆:度盖衣被,取周身温暖,以助汗出。

漐漐:形容周身微微汗出潮润的状态。

小促其间:稍微缩短服药间隔的时间。

周时:一昼夜,即 24 小时。

五辛:泛指有辛辣气味的食物。《本草纲目》以小蒜、大蒜、韭、芸薹、胡荽为五辛。

董廷瑶谈到本方在儿科应用时,讲到"我们在读仲景书时,首先要透其艺术精神,熟谙其方药运用之妙,然后才能娴其精奥,应机知变。以桂枝汤来说,其变化之多,应用之广,确非深入细味,狠下功夫,实难望其项背。"可谓一语中的,振聋发聩之见。

小儿外感,初起多由感受风寒引起,故陈飞霞指出:"小儿易于外,唯伤寒为独多",且"夫小儿脏腑娇嫩,皮骨软弱,血气未平,精神未定,言语未正,经络如丝,脉息如毫",更易见中风表虚之证,而"世医见其汗出不止……妄用参术附,闭塞腠理,热邪不得外越",反致误事。所以凡治小儿之热,切须审其本元虚实,察其外邪重轻。陈复正强调当以仲景桂枝汤为首选之方,郑重推荐,并誉之为"调和营卫,药到病起"。后世伤寒大家柯韵伯也提到:"如所言头痛发烧、恶风恶寒、鼻鸣干呕等病,但见一症便是,不必悉俱,唯以脉弱自汗为主耳。"董老在体会前哲阐发中,特别对桂枝汤证之脉象、临床表现、服药方法、啜稀粥以助药力,使谷气内妙在温服令一时许,则絷絷微似有汗,是教人以微汗之法,不可令如水淋漓而过汗……深感叹服,不愧为医圣,以此立为群方之祖,这也是张奇文多次听到董廷瑶讲解后,再三强调要细加推敲,效法此方的奥妙之处。

一部《伤寒论》,仲景以发汗以止汗,发汗而不伤正,止汗而不留邪,外能解肌祛风,内能调和气血、脾胃、阴阳,成为治外感、内伤的群方之冠。在《伤寒杂病论》一书中,通过加减变化,有 25 处提到桂枝汤,即可看出该方的治疗范围广泛。桂枝汤加味方,如桂枝加葛根汤、桂枝加厚朴杏子汤、桂枝新加汤、桂枝加附子汤、桂枝加桂汤、桂枝加芍药汤、桂枝加大黄汤、桂枝加龙骨牡蛎汤,桂枝的减味方,如桂枝去桂加茯苓白术汤、桂枝去芍药汤等,广泛地应用于儿科妇科临床,体现了辨证施治中"有是证,用是药"的精髓。

案一:王某,男,1 岁。

患儿感邪后,发热而咳,历经数日治疗,余热未清,面色㿠白,四肢不温,便下溏薄,舌苔淡白。诊为卫虚邪恋,方拟桂枝汤加味。桂枝 3g,甘草 3g,白芍 9g,法半夏 6g,浙贝母 6g,炙冬花 6g,前胡 6g,陈皮 3g,生姜 2 片,大枣 2 枚。服 2 剂热退,四肢变温,大便亦调,继服 2 剂,病愈。

营卫不和发热,其服药无须再啜稀粥,因感邪已久,中风邪恶寒证不存在,故不需要如法服药。此类患儿多体质较弱,平时易出虚汗,可单从调营卫入手。

案二:张某,男,10 个月。

患儿素体羸弱,消瘦,面色㿠白,发热月余,夜间头汗频频,发热至下午,体温在 37.2~38.5℃,纳呆,便泄,血象、胸透均无异常,经用抗生素治疗二十余日,均未见效,遂来慈幼堂邀余治疗。予桂枝汤调和营卫,因见其虚汗较多,加之夜卧惊悸。方拟:桂枝 6g,白芍 10g,太子参 10g,煅龙骨、牡蛎各 12g,炙甘草 3g,大枣 2 枚,炒谷芽 6g。先后服药 3 剂,汗止热退,胃纳亦开。续以前方加白术 6g,焦山楂 6g,又服 2 剂而愈。

案三:黎某,男,6 岁。

患儿自三岁起,喜啃自己的手指甲,其母称指甲从未剪过,面色㿠白,四肢不温,怕冷,常畏冷喜投母亲怀抱,至5岁开始,指甲渐渐"顶甲"而退,新甲与旧甲显然成两种颜色,中间呈现似脱似连的重叠甲沟。常自汗出,易感冒,感冒则鼻鸣干呕。平日食少嗜甜,舌质淡,苔薄白,脉微指凉。诊为阳浮阴弱,中州化源匮乏,阳气不达四末,筋甲无营血奉资,故一年连续四次枯竭从中间断掉。

拟桂枝法。桂枝6g,白芍10g,炒苍术10g,生姜2片,大枣3枚,炒谷芽、炒麦芽各12g。连续来诊三次,以桂枝法出入加减,断甲脱后,新甲气轮血轮分明,随访年余,病未再发,告愈。

案四:李某,男,5岁。

患儿从小人工喂养,未受母乳之辅翼。剖宫产,出生体重7市斤,哭声洪亮。其母产后感冒发烧,经抗生素治疗达七天之久,加之刀口感染,住院治疗半月余,奶汁断回,从小靠人工喂养,形瘦,面色不泽,易感冒,但体温从未超过38℃,每天不管白天黑夜,头汗频作。便秘,数日一行,如羊粪,两侧扁桃体均肿大Ⅲ度,鼻鸣鼻塞,从4岁冬季始,合并哮喘,每月多达两次入院,抗生素、激素叠用不休,后加松类喷雾剂,方能安睡一夜。畏寒怕风,面色青黄。2010年春节后10日就诊,寄希望于中医。"喘家作,桂枝汤加厚朴、杏子佳",并服咽门缩桃丸。先后调理七个月,扁桃体回缩,随访二年,治愈。

案五:孙某,男,3个月。

1961年3月10日初诊,发烧4天,咳嗽,气促,抽风一次。1961年3月7日入住昌潍地区人民医院,入院后检查,体温39.4℃,脉搏103次/分,两肺呼吸音粗糙,有干啰音及小水泡音,以右肺为著。白细胞总数$12×10^9$/L,中性粒细胞百分比64%,淋巴细胞百分比0.36%。胸透:右肺上下叶斑片状阴影,肺纹理模糊。

诊断:腺病毒肺炎。

入院前,先后用抗生素滴注及中药止咳剂无效。入院后,症见高热无汗,烦躁不安,投大剂量寒凉定喘,麻杏石甘汤、银翘散并加用红霉素滴注,病情不见好转,延请中医会诊。患儿高热39.5℃,无汗咳喘,腹满肢寒,面色青黄,口唇紫绀,舌质淡,苔灰白,脉浮滑。诊为感受风寒,宜用辛温疏解,调和营卫,桂枝加厚朴杏子汤加味。桂枝6g,厚朴1.5g,白芍6g,僵蚕4.5g,白前1.5g,炙甘草1.5g,生姜2片,大枣2枚。服1剂,微微汗出,热渐退,口周发青好转。喉间痰鸣如水鸡声,便溏,日四次,脉滑,苔秽白,营卫虽和,肺气仍闭,当以温宣降逆化痰,改服射干麻黄汤,射干2g,麻黄1.5g,紫菀1.5g,前胡1.5g,细辛0.6g,

法半夏 3g,炒苏子 4.5g,北五味 1.5g,生姜 2 片,大枣 2 枚。服 1 剂,体温降至 36.8℃,精神好转,身潮润,二便如前。足欠温,右肺水泡音,表邪虽解,肺胃未和,宜调和肺胃,益气扶正化痰。西洋参 1.5g,法半夏 3g,厚朴 2.5g,橘红 1.5g,生姜,2 片,白前 1.5g,芦根 6g,炙甘草 1.5g。服 3 剂,咳减,纳增,大便日 1~2 次,小便多,脉滑,又先后改用二陈汤加枇杷叶、薏苡仁、桔梗、冬瓜仁、生姜调理肺胃而愈。

案六:张某,男,7 岁。2010 年 6 月 10 日诊。

反复头汗出已三年,时有轻热,面黄,胃纳欠佳,脉细,治以调和营卫。桂枝 6g,白芍 10g,炙甘草 4.5g,生姜 3 片,大枣 3 枚,浮小麦 15g,糯稻根 15g,北五味 6g,太子参 15g,焦白术 10g,茯苓 10g,炒谷芽、炒麦芽各 10g。服 3 剂,头汗少,再服 3 剂,加煅龙骨、牡蛎各 15g,汗止病愈。

【注】小儿感冒中风,"啬啬""淅淅""翕翕"等形容,一般很难问出,且病之初,除发热、汗出、恶风、鼻鸣干呕,有征可察可见外,唯望诊为第一要务,脉诊阳浮而阴弱,也难以作判断之根据。案一,发热而咳,历经数日,唯从面色㿠白,四肢不温,便下溏薄,舌苔淡白,历经数日,断其为正虚邪恋,治从桂枝法不再啜稀粥以助药力。案二,羸瘦,面色㿠白,头汗频作,每至下午低烧,也从桂枝法药到病除。案三,黎某,喜食自己的指甲,十指皆无须剪,而先后被啃得一干二净。及长,见面㿠白,四肢不温,常畏风怕冷,喜投母怀,自汗,易感,断为亦属桂枝法,一年四次"顶甲"脱退,从桂枝法加苍术,以补中州化源入手,而治愈。此类病例,张奇文见过 4 例,其中一位为汪受传教授从南京介绍来,仅诊过一次,未知愈否?其余三例,皆症状相似,用桂枝法合健脾、滋补肝肾之阴而治愈。对自己啃自己的手指甲,张奇文认为并非属于"嗜异"之证,须从肝脾调理。对于桂枝,扶阳学派的嫡传四代传人,中国扶阳学派的领军人物卢崇汉老师,曾对张奇文说:"桂枝,用活了,可以随心所欲。该药能上能下,能内能外,能左能右,无处不到,四通八达。血压低可以升血压,血压高可以降血压,故仲景桂枝汤为群方之冠。"桂枝汤亦称为桂枝法,故张奇文也将此法常用于一些少见病种,确如卢老师所说,"用活了,可以随心所欲"。案四,因剖宫产乳汁缺乏,致使因失去母乳喂养所导致的各种疾病。案五,是张奇文早年在抢救腺病毒肺炎中,找到的一例病危患者。案六是一例常见的汗证患者,除自汗外,患儿并无其他痛苦,根据《伤寒论》第 54 条:"病人脏无他病,时发热自汗出而不愈者,此卫气不和也,先其时发汗而愈,宜桂枝汤。"第 53 条:"病常自汗出者,此为营气和,营气和者,外不谐,

以卫气不共营气谐和故尔。以营行脉中,卫行脉外,复发其汗,营卫和则愈,宜桂枝汤。"前者为卫强营弱,后者为卫弱营和,其病理机制是营卫不和,卫外失司,腠理疏松,营阴不守,故均可用桂枝汤。

　　清代温病大家叶天士,对于桂枝汤的用法,多用于病属虚寒。在他用桂枝法的 31 例病案中,有 14 例病案去白芍,14 例病案加茯苓,15 例病案加当归,这样就可以大大地增强其温营通阳的力量。另外,叶氏用桂枝法的药物增损中,为宣肺气可加杏仁,为理中气可加陈皮、枳实,为益胃气可加人参、党参或太子参,为助卫气可加黄芪、白术、防风,为温奇脉可加鹿角霜以及肉桂之温,半夏之燥,薏苡仁之利,桃仁之活血,大黄之通滞,天花粉之生津,牡蛎之固涩,黄芩、石膏之清热,都有一定规律可循,值得很好的玩味与效仿。

　　(本文根据 2011 年 9 月在浙江宁波召开的"第 28 次全国中医儿科学术大会暨 2011 年名老中医治疗(儿科)疑难病临床经验高级专修班的发言"整理)

［1］张奇文,柳少逸,郑其国．名老中医之路续编·第一辑［M］.北京:中国中医药出版社,
　　 2007.

［2］张奇文．中国当代名医验方选编·儿科分册［M］.北京:中国中医药出版社,2011.

［3］张奇文．中国当代名医验方选编·妇科分册［M］.北京:中国中医药出版社,2013.

［4］张奇文．中国当代名医验方选编·内科分册［M］.北京:中国中医药出版社,2014.

［5］蒯仰山,谭剑业,张奇文．试论小儿发热的辨证施治［J］.山东医刊,1964(2):38-42.

［6］刘弼臣,董廷瑶,黎炳南,等．小儿肺炎证治［J］.中医杂志,1988(10):5-10.

［7］张奇文．养胎、护胎及胎教［J］.山东中医学院学报,1982,6(2):64-68.

［8］张奇文,郭治纲,张琦明,等．幼科条辨(意见征集稿)癫痫［J］.山东中医杂志,1982
　　 (3):167.

［9］张奇文．健脾消积治疳证［N］.中国中医药报,2010-3-31(5).

［10］张奇文．对暑必兼湿的看法［J］.山东医药,1965(6):28-30.

［11］张奇文．"肺胃肠相关论"与"肺胃肠相关病"［J］.世界名医论坛杂志,2001(7):
　　 38-42.

［12］张奇文．从临床治疗失败的病例中看立方遣药的重要性［C］.中华中医药学会中医药
　　 学术发展大会论文集,2005 :867-869.

［13］张奇文．经方在儿科临床中的应用［C］.第28次全国中医儿科学术大会暨2011年
　　 名老中医治疗(儿科)疑难病临床经验高级专修班学术论文汇编,2011 :45-56.

附录一　主要获奖情况

1. 1981 年 3 月与姚乾元、陈雪共同研制的"小儿健胃素"口服液经专家鉴定为国内领先水平,并获山东省科技成果二等奖。经广州白云山制药厂宝德药厂生产并投放市场;

2. 1982 年 8 月,主编与编著的《幼科条辨》被北方十省市(区)优秀科技图书评选委员会评为优秀科技图书奖;

3. 1983 年,撰写的《从临床治疗无效的病例看立方遣药的重要性》论文被中华全国中医学会山东分会评为优秀论文,颁发自然科学优秀论文证书;

4. 1984 年,与潍坊市中药厂共同研制的"小儿退热冲剂"经专家鉴定为国内领先水平,并获山东省科技成果三等奖;

5. 1986 年,撰写的《术业有专攻》《变蒸学说刍议》论文被山东中医学会评为 1982—1986 年度优秀学术论文;

6. 1989 年,撰写的《中医儿科急症及中药剂型改革刍议》论文被评为山东省第二届优秀学术成果二等奖;

7. 1991 年 6 月,主编和编著的《儿科医籍辑要丛书》被北方十省市(区)优秀科技图书评选委员会评为第六届优秀科技图书一等奖;

8. 1994 年 9 月,主编和编著的《中国灸法大全》被北方十省市(区)优秀科技图书评选委员会评为第九届优秀科技图书二等奖;

9. 2001 年 12 月,主编和编著的《实用中医儿科学》被中华中医药学会评为"康莱特杯"全国中医药优秀著作一等奖;

10. 2001 年 12 月,主编和编著的《实用中医保健学》被中华中医药学会评为"康莱特杯"全国中医药优秀著作三等奖;

11. 2009 年 9 月,主编和编著的《中医养生法》被中华中医药学会评为新中国成立 60 年全国中医药科普图书著作二等奖;

12. 2009 年,主编和编著的《名老中医之路续编》被中华中医药学会评为新中国成立 60 年全国中医药科普图书优秀著作策划奖；

13. 2009 年，撰写的《从咽门缩桃丸研制谈中医儿科临床研究的思路》论文被全国中医高等教育学会儿科研究会评为首届中华中医儿科高等教育论坛暨 2009 年度全国中医儿科学术交流大会优秀论文一等奖(1 名)；

14. 2013 年，主编和编著的《名老中医之路(续编)》(第一辑、第二辑、第三辑)被山东中医药学会评为 2013 年度山东中医药科学技术二等奖；

15. 2015 年，主编和编著的《名老中医之路(续编)》(第四辑)被中华中医药学会、中国中医药出版社、中国中医药报社第二届全国"悦读之星"活动中评为"最受欢迎的十大中医药好书"；

16. 2019 年，主编和编著的《实用中医儿科学》获中华中医药学会评选的中华中医药学术著作奖二等奖。

1. 国家自然科学基金委员会 王昌恩
2. 北京中医药大学东直门医院 徐荣谦
3. 北京中医药大学 张玉苹
4. 山东中医药大学附属医院 曹志群
5. 山东中医药大学 张宝华
6. 山东烟台中医药专修学院 柳少逸
7. 河南中医药大学第一附属医院 黄甡
8. 深圳市儿童医院 朱锦善
9. 潍坊市中医院 王默然
10. 潍坊市中医院 朱士高
11. 潍坊市中医院 刘南萍
12. 潍坊市中医院 刘茜茜
13. 潍坊市中医院 刘俊俊
14. 潍坊市中医院 朱德友
15. 潍坊市中医院 张晓斐
16. 山东第二医科大学附属医院 谭允熙
17. 山东中医药高等专科学校 高秀兰
18. 山西省河东中医少儿推拿学校 孙德仁
19. 潍坊华仁医药有限公司 刘东峰
20. 全国名老中医药专家张奇文传承工作室 张振宇
21. 山东省莱芜中医药研究所 张同振
22. 山东省新汶矿务局莱芜医院 温如杰
23. 潍坊市高新区王学俊中医诊所 王学俊
24. 潍坊市潍城区朱国庆中医诊所 朱国庆